自在力

呼吸とイメージの力で人生が思いのままになる

●

塩谷信男

サンマーク文庫

自在力

目次

第2章 ❖ 宇宙無限力を人生に活かす

第3章 ❖ 呼吸法で全身細胞がよみがえる

第4章 ❖ 見えざる世界の実在を知る

第5章 ❖ 大動乱の時代をどう生きぬくか

本文イラスト——和田慧子

構成——大隅光彦

プロローグ

九十を過ぎて天命を知る

❖九十を過ぎてますます元気なわたしの生活

「九十一歳を迎えてようやく、おのれの人生が花開き、諸事が自在になってきた」

そういうと、多くの人は何をいまさらと噴き出すかもしれません。あるいは、それはまたずいぶん遅咲きなと同情を寄せてくれるかもしれない。けれどもそれが、九十六歳の、ほぼ一世紀を生きてきた老人の偽りない実感です。

わたしはいまを去ることすでに七十年近く前、あることが原因で在籍していた大学の医局を追い出され、東京・渋谷の地に内科医院を開業しました。満州事変が勃発した年、日本がいま以上の不況に苦しんでいた昭和六年のことです。

以来、五十年以上を市井の町医者、実地医家として務め、少なくない人たちの病気を治し、その健康をサポートすることに尽力してきましたが、八十四歳のときに、その医院を閉じ、いまの熱海のマンションに妻ともども引き移ってきました。相模湾が一望できる風光抜群の、静かで落ち着いたケア付きのマンションで、終のすみかとしては申し分ありません。

恵まれた余生といえましょう。しかしわたしはそこでいかにも年寄りくさく、ひっそりと隠遁（いんとん）しているわけではない。病気知らずの闊達（かったつ）な日常の暮らしを送り、世間的には大老人の部類の年齢にもかかわらず、健康面でなんの差し障りもなく、毎日を元気に過ごしています。

歯はすべて自前、背筋もピンと伸びて快食快眠。起居動作に不自由はなく、足腰も丈夫で、週に一度は三島のカントリークラブへ出かけて、ゴルフに興じるのを常としています。加齢による多少のガタは否めませんが、まずは生気横溢（おういつ）にして、老いてますます意気さかんであります。

その健康長寿、「丈夫で長持ち」の老人をめずらしがって、けっこうひんぱんに講演依頼の声もかかります。それで東京をはじめ各地に出向いて、二時間ばかりのスピーチを原稿なしで行う。腹の底から大きな声も出るし、立ったままの姿勢も苦にはなりません。その合間をぬって本を執筆し、読書もする。

六十歳の体力と健康度をいまだにキープしている自信があります。いや、わたしは六十歳を境にそれ以前よりむしろ若返ったと自覚することさえあります。一般には六十歳を過ぎて、人の健康度や体力は目に見えて下降するが、わたしの場合、逆にはっきりと上昇線を描いています。

それをわたしがいちばん実感でき、また、若返りのバロメーターとしてだれの目にも明らかなのがゴルフなのです。

わたしのゴルフ歴は六十年以上に及び、こんなに長くつきあっているのは、家族以外には、わたし自身が編み出した健康法とゴルフしかありません。

しかし、その腕前はむしろ若いときのほうが下手で、わたしがシングルプレーヤーの仲間入りをしたのは、六十歳の還暦を過ぎてからのことなのです。六十五歳でハンディ九。シニアとグランドシニアチャンピオンなど九つのタイトルを獲得しましたが、それもすべて六十歳を超えて以降のこと。ボールがいまほど飛ばない時代に二〇〇ヤードを飛ばして、怪物ドクターと新聞に紹介されたのも、医者をやめる直前の八十三歳のことでした。

要するに、わたしは六十歳を過ぎてから「若返った」のです。それも「若返ってやろう」「シングルプレーヤーになってやろう」と強く決意して、その目標実現のための有効な方法を実践した所産として。つまり若返りは偶然の結果などでなく、意志的な行為の見返りとしてわたしに与えられたものでした。

強く願えば物事はかならずかなう――これは本書の重要なテーマのひとつであり、その方法もこのなかで開陳していきますが、まずはそのゴルフに事寄せて、わたしの健康力がいかに非凡なものであるかを、諸事は願えばかならずかなうことの糸口として書いてみましょう。多少の自慢口調は老人の愛敬とお許し願いたいものです。

❖九十四歳で三度目のエイジシュートを達成

ゴルフに興味のない人でも、エイジシュートという言葉を聞いたことはおありでしょう。自分の年齢かそれ以下のスコアで一ラウンドを回るという、きわめてむずかしいプレーなのですが、わたしはこれをいままでに三度達成しています。

最初はほぼ十年前、八十七歳のとき。三島のゴルフクラブに入会した際、そのコースではまだエイジシューターがひとりも生まれていないことを聞き、「それなら、わたしがその先陣をきってみせましょう」とこの老人が図々しくも名乗り出て、腕まくりしてクラブを握った。そして公言どおり、年齢より四アンダーの八三で回りました。プロ、アマふくめてわが国初の快挙です。

二度目が九十の大台を超えた九十二歳のとき。このときも、九十二歳のエイジシューターというのはまだ日本に生まれていないそうだから、わたしがそのさきがけになりますよと、誕生日に仲間に宣言。二か月後に当時の年齢とタイスコアの九二で達成しました。

三度目はその翌年。こんどはこちらが何もいわないうちから、ゴルフ雑誌の編集部から〝挑戦状〟が舞いこんできた。「九十三歳のエイジシュートをお祈りしています」という文句が年賀状に記してありました。

わたしの長寿健康を寿いでくれる、なにげない、そしてありがたいひと言なのですが、わたしはそれをあえて「ご老体、今年もやれますか」という挑発だと受け止めることにしました。

よし、それならお望みどおり、とわたしは受けて立った。ただし十か月という猶予期間を申し出ました。その間に、年齢にふさわしいスイングを完成させるべくフォーム改造に着手しようと思ったからです。

ところがこれが容易ではない。凡人が頭で描く理想のフォームと、体が実際に描く現実のフォームには――タイガー・ウッズのような天才ならともかく――かなりの隔たりがあるのが常です。加齢も手伝って、そのギャップを埋める作業の困難さはわたしの予想をかなり超えていました。

けれどもわたしはあきらめませんでした。生来の負けん気がある。一度口に出したことはなんとしてもやり遂げなければという意地もある。なにより「願ったことはかならず実現できる、自分が志して達成できなかったことはこれまでに一度もない。だからこんども絶対にできる」という強烈な信念と意志の力がわたしには充満していました。

その信念の強さは希望や願望のレベルをはるかに超えて、思ったことがかなわないはずはないという自己への確信の域にまで達しています。それは「～したい」でも「～になりたい」でもない。「～できないはずがない」という揺るぎない確信であり、すでに「～できた」という完了形による断言でもあるのです。

したがってその確信にともない、理想的なフォームですでにエイジシュートに成功している自分の姿も明確に脳裏に思い描くことができている。その像を意識的に明瞭（めいりょう）に眼前に思い描いていたのです。

事前にすでに「上達した」「成功した」という完了形でイメージ（内観）ができているのです。この強い想念やくっきりした内観は「思いをかなえる」ために必要不可欠な条件なのです。

それで試行錯誤の結果、一年と二か月かかりはしたものの、イメージどおりにフォーム改造に成功した。おもむろにゴルフ雑誌の編集部に電話して、スイングが完成したから、遠くない将来に目標を達成するよと通告しました。

そしてその二か月後、シニア・アンド・レディス杯にて二回目の挑戦で、三度目のエイジシュートに成功したのです。

スコア九四（アウト四六、イン四八）。平成八年四月のことで、すでに九十三歳の年は過ぎ、スコア同様九十四歳になっていました。

❖世界でもオンリーワンの体力と健康度

このことを某テレビ局がとりあげて、三百年に及ぶゴルフの長い歴史に、大きな足跡を残した偉大なゴルファーがふたりいると放映したことがあります。ひとりはアメリカのボビー・ジョーンズ、もうひとりがわたしだというのです。

ボビー・ジョーンズは球聖とも称され、まさに偉大という形容がふさわしい、終生アマチュアを通したゴルファーで、あのマスターズをつくった男。すでに故人です。彼とわたしは奇しくも明治三十五年（一九〇二年）三月生まれの同い年。それでふたりを並べて紹介したのでしょうが、ゴルフの腕はむろん、むこうが天ならこちらは地、同列に論じるのもはばかられる雲泥の差があります。わたしとしては面映ゆいばかりでした。

その前にも前述のゴルフ雑誌が「ボビーはナンバーワンだが、塩谷はオンリーワンだ」という記事を書いたことがあった。年寄りをそう持ち上げるものではないと苦笑したが、記事の意図はこういうことです。

ボビー・ジョーンズは疑いもなく世界一のゴルファーだが、すでに鬼籍に入っていて、その輝かしい球歴に「九十四歳でエイジシュート達成……」と記すことは永久に不可能である。またボビーのほかにも、今後、九十四歳でエイジシュートを達成するようなゴルファーが出てくることはまず考えにくい。したがって、それを達成した塩谷は後にも先にも世界でたったひとりの男だ——。

アメリカでは九十四歳を過ぎたエイジシューターは、公式競技ではないそうですが何人かいるといいます。ですからこれはまあ、ほめすぎです。ほめすぎだが、ただエイジシュート達成に技術が必要なことはいうまでもない。しかしわたしくらいの年になると、それ以前の条件として、とにかく一八ホールをきちんと回れる体力を有していることが前提になってきます。全ホールを支障なくラウンドできる体力が必要最低条件であり、ゴルフの腕は二の次です。

世に九十歳以上の寿命を保っている人は、いまやそうめずらしくもないでしょう。でも、元気でクラブを振り回し、芝の上を闊歩できる人間がそのうち何人いるか。その体力をわたしは九十歳を超えてなお保持している。このことは世界でも、オンリーワンに近いトップクラスのことだと誇っていいのかもしれません。

単に長生きしているだけでなく、「元気で長生きしている」――その健康度と体力はわがことながら特筆すべきことかもしれません。エイジシュートを達成したこと自体よりも、それを達成できる体力を九十六歳でまだ保持している、そのことがわたしにはうれしく、また誇らしかったのです。

余談ながら、同じゴルフ雑誌が懲りずに（?）、九十五歳になったら第一回目のプレーを取材させてほしい。ただし、わが社の社員といっしょにラウンドしてもらいたいとふたたび申し出てきました。

それで昨年、ふたりの社員とコースを回りました。ふたりとも三十代の半ば、気力体力いずれももっとも充実した男ざかりの年齢です。そんな孫みたいな壮齢の若者とプレーして、わたしはまったくひけをとりませんでした。たしかに残念ながら飛距離においては彼らにはかなわない。しかしショートゲームでの技術はこっちに一日の長がある。

結局わたしは四五であがり、勝負は互角のうちに終わりました。プレーにもましてフェアウェイを歩く姿勢、速度、力強さ。それも彼らと遜色なかった。体力の点でも三十代の若者にけっして劣ることはなかったのです。

さらに九十六歳になった今年の三月も、誕生日を祝ってゴルフの催しを設けてくれました。今回は九ホールのホールマッチだったので、トータルのスコアは出しませんでしたが、このときのわたしの最初のショットは二〇〇ヤード近いもので、いままでの飛距離を五〇ヤードも延ばしました。これは、スイングを改良してボールがクラブの芯に当たるようになったからです。

新しいスイングは筋肉を使わずに飛距離を延ばすというものです。さすがにこの年になると、最終ホールになるまでにバテてくる。それは、筋肉を使っているからです。筋肉の疲労がたまるのです。だったら筋肉を使わなければよい。新しいスイングは、背骨の中心に細い線をイメージし、それを軸にして打つことで、筋肉を使わずに楽にボールを打つことができるのです。

これは百歳になっても通用するスイングです。飛ばすことができます。この様子をいっしょに回ったゴルフ雑誌社の社員が「やはり、塩谷信男を超えるのは塩谷信男だけだ」と感心していました。

❖わたしはエブリワンのさきがけにすぎない

以上を単なる自慢話と受け取られては、ちょっと困ります。実をいえばエイジシュートを達成しようがしまいが、ナンバーワンでもオンリーワンでも、そんなことはどっちでもいいのです。

問題は——くり返しになるが——それが可能な健康と体力をわたしがいまだにもちえていることです。しかも、たまたまわたしが丈夫で長持ちしているのではなく、ひとつの健康法を実行することによって、健康長寿を後天的に獲得したことが肝心なのです。

わたしがもともと丈夫で頑強な体力の持ち主であったなら、長生きもたまたまその余勢を駆ったものとなってしまうでしょう。したがってわたしの健康長寿には普遍性がなく、それこそオンリーワンの特殊事例にとどまってしまう。

しかし、わたしは生来、体が弱かった。生まれたときはこの子は長くはもつまいとまでいわれ、その後も幼少期を通じてずっと病気と縁が切れたことはなかった。わたしの健康の地金はきわめて粗悪で、並以下の体力しかもっていなかったのです。すなわち現在のわたしの壮健ぶりは後天的に自分を鍛えることで身につけたものなのです。

であれば、ほかの人もまたわたし程度の健康力を手に入れることはむずかしいことではないはずです。つまり、わたしの健康力と健康法には普遍性がある。だれもがわたしレベルの、いやわたし以上の体力と健康を身につけることができるわけで、わたしはそれを身をもって証明しているわけです。

マスコミがわたしをオンリーワンあつかいしたとき、少々キザを承知で答えました。

「身に余る光栄だが、わたしはオンリーワンなどではない。むしろ〝エブリワンのさきがけ〟だよ」

つまり、九十四歳のエイジシュートはたしかにわたしが一番乗りだったかもしれませんが、それは空前かもしれないが絶後ではない。実はだれにだってそれくらいの健康、体力、長寿を保つことは可能なのです。

人間はもともと、最低でも百歳までは健康長寿をまっとうできる可能性と能力をそれぞれの身体のなかにもっている。わたしは実際の裏打ちとともに、そう確信しています。それが可能なようにあらかじめつくられている存在なのです。

その意味でわたしたちは健康に「なる」のでなく、もともと所有している――しかし潜在化してなかなか発揮できないでいる――健康力に目覚め、本来の能力を「取り戻す」べきだといえます。能力をあらたに備えるというよりは、あらかじめ内在している可能性に気づき、それを顕在化させてやる努力が必要なのです。

ただしそのためにはひとつだけ条件がある。あるいは、そのひとつのことだけを行えば内在している健康力を目覚めさせ、心身ともにわたしたちは健やかになれる。それだけでなく、人生における万事を願いどおりにこなし、自在に生きることさえ可能になります。

そのたったひとつの条件とは「正心調息法」という呼吸法を実行することなのです。

❖心身の健康を自在にかなえる呼吸法

正心調息法の内容や実践法については巻末でくわしく紹介しますが、それはわたしが長い年月をかけて編み出した特殊な腹式呼吸法です。

その最大の特徴は、腹式呼吸法（調息）と正しい心の使い方（正心）のふたつの面からなっている点にあります。

すなわちそれは、①腹式呼吸によって酸素を身体の深奥までとり入れる。②日々を明るく、前向きに生きるため正しい心の使い方をする。③自分の願望について「かならずそうなる」「かくあるべし」と強く想念を発し、成功のイメージを抱く。こうした要素を組み合わせることによって心身の健康を実現させるとともに、人生の諸事や心の願望も自在にこなすことのできるノウハウなのです。

たとえば腹式呼吸では、息を吸う↓息を止める↓下腹部に力を入れる↓息を吐き出す↓小さな呼吸をひとつするという一連の動作を二十五回くり返すことを基本としています。この吸息↓充息↓吐息↓静息のサイクルに合わせて、治したい病気やかなえたい願望を頭で明確にイメージし、それが達成したさまを強く思う、すなわちあるいは「すでに達成できた」と完了形で強く想念する。それが願望実現の強力な推進力となるわけです。

また日常生活における正しい心の使い方や心がけを呼吸法と同じくらい重視し、とくに次の三つについて、ふだんの暮らしのなかで実践することをすすめています。

①物事をすべて前向きに考える
②感謝の心を忘れない
③愚痴をこぼさない

この三つが人生を明るく楽しく、また自在に過ごすための基礎や土台となる心がけなのです。

病弱だったわたしは若いころから、さまざまな健康法をあれこれとためしてきました。それら多くの健康法や呼吸法を実践しながら、それぞれの長所や短所を見極め、その集大成として六十歳のときにほぼ完全な形に仕上げたのがこの正心調息法です。

いつでもどこででも、老人でも子供でも体の弱い人でも、だれにでも簡単に行える方法であり、百歳を目前にしてなおわたしが健康で元気に暮らし、エイジシュートを達成できる体力を保持していられるのは、このみずから編み出した健康法を長い間、実践してきたからにほかなりません。六十歳を境に若返ったと胸を張れるのも、正心調息法がそのバックボーンにあるからなのです。

❖宇宙の無限力を集めるのが正心調息法

この正心調息法を、わたしは最近まで自分と周囲の一部の人の健康と幸福のためだけに使ってきました。

しかし五年前、それを多くの人に広めるべきだと卒然と決意しました。自己満足やオンリーワンでとどまっていたのではダメだ。正心調息法をできるだけ多くの人に広め、たくさんの人が健康と幸福を実現するためのよすがとしてもらいたい。

つまりわたしがさきがけとなってエブリワンをたくさんつくり出さなくてはいけない。それがわたしの晩年の使命であり、わたしを九十歳過ぎまで元気に生かし、恵まれた余生を与えてくれた天への恩返しの道だ――そう悟ったのがまさに九十一歳の誕生日の夜でした。

ちなみに、そのちょうど一週間後、東京・銀座で講演の予定があったので、予定していた内容を突如変更して、正心調息法を中心に「現代の人たちに伝えたいこと」という演題でしゃべりました。するとあたかもそれを待っていたかのように、参会者の数が急に五、六倍にふえ、急きょ場所を大会場へ移したのですが、それでも立ち見の出る満員盛況となりました。

その後、講演や原稿依頼がぐんとふえ、本の出版依頼もきました。それで九十歳を過ぎての処女作が世に出されたのですが、その売れ行きも上々。正心調息法の実践で長年の病気が治ったという読者からの手紙も数多く寄せられてきました。

わたしには白内障や前立腺肥大症を医者の手を借りず、正心調息法の実践だけで完治させてしまった経験がありますが、同じようにいろいろな病気が治りました、若返りましたという驚きや感謝の声が続々と寄せられてきたのです。つまりエブリワンがどんどんふえてきたのです。わたしはいよいよおのれの天命、正心調息法を世に広めるという使命の正しさと必要性とを確信しました。

くり返しになりますが、正心調息法の効能は体の健康だけにとどまりません。それは人生におけるさまざまな困難の克服を可能にし、マイナスをプラスに転ずるパワーの源泉となるものです。わたしたちの思いや願いを実現し、人生の諸事を意のごとくこなす方法であり、自在に生きるすぐれた知恵でもあります。

正心調息法でなぜ人生が自在になるのか――ひと言でいえば深い呼吸と強い想念とをくり返すことによって宇宙に遍在する無限、かつ偉大なパワーをわたしたちの身体の内部に集めることができるからです。

さらに外部のすべての物事に対してもその力を放射、活用できるからです。想念と体力を鍛え、心の正しい使い方を養うことによって、わたしたちの身体に内在している健康力や叡知(えいち)の力を急速に目覚めさせることができる。それによって信念や意志力が堅固なものになり、物事や思いをかなえる実現力へと結集していくからです。

「人生が意のままになる？　宇宙の無限の力を集める？」

そう疑問符を浮かべた人も、ここは眉に唾をつけたままでけっこう。どうか先をお読み願いたい。読んでいくうちに、この老人のいうことに嘘はないと、だんだん納得いただけるはずです。

❖人生百般が思いのままになる自在力

正心調息法が人生を意のままにする。その想念のパワーは仕事や人間関係などのあらゆる局面でわたしたちがもてる、いやそれ以上の能力を発揮し、思いを実現させることに役立つ。その例をいくつか紹介しましょう。

たとえば母親が正心調息法をやっていて、その娘さんがふたりとも、きわめて競争率の高い就職試験に合格したという実例があります。長女のほうは学生時代からマスコミ、とりわけ出版社志望で、ミニコミ雑誌などをつくっていた。それで四十社以上も就職試験を受けましたが、結局どこにも合格できず、地元の印刷会社に就職しました。

ところがお母さんが正心調息法を始めてすぐに、学生時代につくっていた雑誌がある大手出版社の編集者の目にとまり、試験を受けてみないかとすすめられたのだそうです。渡りに船と勇んで受験してみると、競争率百倍以上という難関を突破して、みごと合格。新しく創刊された雑誌で特集記事を担当するなど、その才能を発揮しているそうです。

また姉さんのそうしたなりゆきに刺激されて、やはりマスコミを志望しながら生命保険会社に勤めていた妹さんも、ある出版社の中途入社試験を受けた。妹さんいわく、「体が震える」ほどむずかしい試験だったそうですが、こちらも八十倍近い競争をくぐり抜けて入社通知を手にしたといいます。

娘さんたちの能力や熱意はもちろんあるでしょう。しかし彼女たちだけの力だけでなく、お母さんの想念のパワーがその可能性の発揮におおいに後押しをしたこともまた事実です。

ほかにも不況のあおりをくらって売り上げが激減したが、想念の力で回復させたというカレンダー会社もあります。

この会社ではカレンダーのほか企業のPR用のパンフレットの作製や、広告写真を撮る業務も行っていますが、そうした仕事は不況の影響を非常に受けやすいのです。大手企業では俗に3Kといって広告宣伝費、交通費、交際費の三つは不況になるとまっさきに経費削減の対象となるからです。

バブル崩壊以後、取引先の企業の広告宣伝費が削られて、この会社への注文もパタリと途絶えてしまったといいます。なんとか営業不振を挽回すべく毎日頭を悩ませ、靴のかかとをすり減らして営業に回るがうまくいかない。そんな折、同社のE社長は不況脱出法というテーマのわたしの講演が行われることを知ったのです。

都合がつかず本人は聞きにこられなかったのですが、知人によく内容を聞いてきてもらって、その日わたしがしゃべったとおり、E社長は正心調息法を実践しながら「仕事はくる、かならずくる」と強く念じ、忙しく働いている自分の姿を鮮明にイメージすることを始めました。

すると仕事依頼の電話がそれを境に急にふえ出したといいます。仕事を開始する前に強くイメージすると、その日のうちに仕事がくる。思わず「笑ってしまうくらい」その効果は大きかったといいます。もちろん依頼のない日もあるが、「くることによってマイナスになる仕事はこないのだ」とプラス思考ができるようになった。それも正心調息法のおかげだとE社長は喜んでくれています。

❖病気治療だけでなく心の安定も手に入る

想念とイメージの力で病気が治り、健康を手に入れたという事例にも事欠きません。正心調息法の実践で白内障が治った、神経痛が完治した、花粉症が治まったといった例がたくさんあるのです。

慢性のC型肝炎に罹患（りかん）したが、正心調息法でこれを克服したという女性がいます。五年前、彼女は同病にかかっていることを医者から告げられました。

「肝臓ガンの八五％はC型肝炎によるものです。しかし進行はゆっくりしたものですから、じっくり養生してください」

医者の言葉にショックを受けたが、彼女は以前にわたしの講演を聞いたことがあり正心調息法のことを知っていました。それまでは健康なこともあって実践していなかったが、この告知をきっかけに正心調息法を行いはじめたといいます。効果はまず精神の安定に表れてきました。

「C型肝炎でもガンにならない人もいる。その人たちのなかに入るようにすればいいんだ。なるとしても、寿命がくるまでの間、その進行をくい止めていればいいんだ」

そういうふうに前向きに考えられるようになってきたといいます。そして想念やイメージは健康な肝臓の形を強く思い描くように努めたそうです。彼女は鍼灸師の資格ももち、西洋医学の勉強もしていたので、肝臓という臓器が健康時にはどんな形状をしていて、悪くなるとそれがどう変化するかという点についてもよく知っていました。

健康な肝臓は角張っているが、肝炎にかかってエコーをとると角が丸く映る。肝硬変になるとさらにゴツゴツとした形状に変化する。そういう知識があったため、健康な肝臓の形をくっきりと脳裏にイメージしやすく、肝炎を治療するのにおおいに役立ったといいます。

三年ほどたって検査をしてみると、ウイルスの量は非常に減って、肝炎を示す基準値も正常に近い数値まで戻り、たいへん症状が安定しているという結果が出たそうです。

この効果にびっくりした彼女は、やはり三十年来悩まされてきた花粉症の治療にも挑戦してみることにした。毎年春になると、くしゃみや目のかゆみがひどく、熱も出て耳鼻科に通うという重症。外を歩くときは専用の帽子やマスク、メガネが手放せません。我慢してそのシーズンが通りすぎるのを待つほかに、これといった特効薬のないやっかいなものでした。

そこで正心調息法を行いながら、メガネやマスクなしで外を歩く自分の姿をイメージしてみたところ効果はてきめんで、花粉症の症状はすっかり消えてしまったそうです。

彼女は現在、肝炎になったことをむしろ感謝しているといいます。それが正心調息法をきちんと実践する機会を与えてくれたからです。もし肝炎にかかっていなかったら、またその病気がもっと軽いものであったら、正心調息法を毎日行うようにはならなかった。だから重い病気も、よりよく、より健康に生きていくための契機として存在しているのだ。

そこまで考えがいたり、したがって人生にムダなものはないのだと考えるようになったといいます。また人は何か大きな存在に守られて生きているのだという実感も、正心調息法の実践のなかから得られたといいます。

また最近では、ガンをイメージで治す療法も喧伝されるようになってきました。キラー細胞と呼ばれる免疫細胞がガン細胞を食いつぶしていくイメージを思い浮かべることが、患者の免疫機能を高め、ガン治療に効果があることが確かめられているのです。想念の力はそれほど強いものなのです。

こうした例については、次章以降でも、そのつど必要に応じてくわしく紹介していきますが、自在力を発揮するポイントが「強く願う」ことにある点に留意してください。強く願えば物事はかならずかなう。想念とイメージの力で人生を自在に生き、可能性を大きく広げることができるのです。

そして、その有効な方法として正心調息法がある――本書では以下、このことについてより深く、より広範な角度から述べていくことにします。それがこの老人の使命だからです。

第1章

人生万事がうまくいく妙法がある

❖治るはずのない病気がなぜ治ったか

元は医者でありながら、医者にかかることなく白内障を治してしまった経験がわたしにはあります。

わたしとて丈夫ではあっても年は確実にとります。加齢による老化現象からはある程度免れられません。八十代の半ばころ、視力の衰えを感じ出しました。医者で診てもらうとはたして、眼球の水晶体が濁っているという。白内障の診断で手術をすすめられました。

「手術以外に治す方法はありませんか」

「ありませんね」

当たり前だという調子で医者がいう。そうですかとわたしは答え、しかしそのまま帰ってきて、それきり病院へは行きませんでした。どうしたかというと、毎日の正心調息法の実践のなかで、この白内障は治った、もうすでに治った、治ったと完了形で想念を発し、完治のイメージを何度も描いたのです。

そのうちしだいに視力が戻ってくるのが実感できました。それでこんどは別の医者で診てもらったところ、白内障の症状がわずかだが出はじめているといいます。出はじめているのではありません。治りかけているのです。その後もとうとう手術はしないまま、いまではすっかり白内障は消えてしまいました。

また同じころ、前立腺肥大症の症状にも悩まされはじめました。尿の出が悪く、残尿感もあります。同様に正心調息法を行いながら、治った、治ったと念じましたが、こちらのほうはかんばしい成果が上がりません。それどころか、だんだんと症状は悪化していき、九十歳のときにとうとう尿がほとんど出なくなってしまいました。

小便に行くたびに、なんとか出そうとうんうん唸（うな）るが、ちょろちょろっと滴るだけで、時間だけが空しく過ぎるばかり。なぜなんだろう？　いろいろ考えた末にやっと原因がわかりました。想念の強さ、イメージの描き方が足りなかったのです。白内障を治した程度の想念力では前立腺肥大症は治せないのだ、そう思いました。

それでこんどは、想念をさらに強くし、治ったと断言するとともに、尿が勢いよくほとばしるさまや太い尿線を明確にイメージすることに専念しました。するとどうでしょう。翌朝には木綿糸を垂らしたような細い尿が少しずつ太くなっていき、とうとう一週間後にはこれもすっかり治ってしまったのです。

後戻りすることはけっしてないといわれる老人病を、調息法と強い想念の力だけで完治させてしまった。しかも九十歳の老人が、です。泌尿器科の医者に嘘つき呼ばわりされたこともありました。彼らの常識からすれば、それも無理はない。にわかには信じがたい読者も少なくないでしょう。

わたしもここで、自分自身がその信じがたい「奇跡」のサンプルだという以上のことを強弁するつもりはありません。しかし医学や科学は万能ではありません。むしろそれは、きわめて限られた範囲のことをやっと解き明かしているだけの限定された知識であり、常識にすぎないのです。まだ解明されていないことのほうがはるかに多く、その範囲も広いのです。

ガンやその他の難病が精神力で治ったという話はたくさんあります。しかし、前立腺肥大症や白内障が治ったという例はないそうです。ところがわたしが本で紹介して以来、正心調息法を行ってこれらを治したという話は数々報告されている。なぜでしょうか。それは宇宙の無限力を使っているからです。

はさみで煙は切れないといいます。常識のものさしは案外短くて、この世にはそのものさしでは測れない不可知な事象があふれているといってもいい。想念の力で病気を好転させたという事実を嘘や迷信だと簡単に片づけるべきではありません。病は気からというではありませんか。それなら、想念の力で病が治っても少しもおかしくはないのです。

❖信念とイメージが人生を変えていく

プラシーボ効果なども思いの力で説明ができそうです。プラシーボとは偽薬のことで、たとえそれがにせの薬であっても、患者がそれを本物だと信じこんで服用すれば、実際に治癒効果が上がることが多くの実験で確かめられています。

ある心理実験では、ガンであと半年のいのちと宣告された人に、家族の同意を得て、医者の判断は間違っていて症状は軽い、素晴らしい新薬が開発されて、それを服用すれば病気は治る。この二点を信じこませて本来は効果があるはずのない偽薬を投与したところ、ガンは劇的によくなったといいます。

同じ薬を飲むのでも、しかたなくしぶしぶ飲むのと、「これはすごくよく効く」と前向きにイメージして飲むのとでは、その効果には大きな違いが出てきます。たとえば信頼しているA先生が出してくれた薬だから絶対に効く。そう思いこんで服用すると薬効は二倍にも三倍にも増加するのです。

このプラシーボ効果は人間の体がもっている自然治癒力のはたらきで医学的にも説明できます。よいイメージや強い信念をもって薬を飲むと、免疫の中枢器官である間脳が刺激されてそのはたらきが活発になる。それを神経系が情報伝達して血液中のリンパ球が強化され、病気に対する免疫力が高まって自然治癒の方向に向かうのです。

人間が生まれつき備えている自然治癒力のパワーは人間自身が考えているよりはるかに強力で、あらゆる病気に打ち勝つほどの力をもっています。しかしその自然治癒力を作動させ、効果を十分に発揮するためには心の底からそれを信じなければならない。つまり想念とイメージの力によって、「奇跡」をも自分の内側から引き出すことができるということなのです。

つまりプラシーボ効果とは思いとイメージの力によってもたらされるもので、その効き目も信念の強さによって変わってきます。同じような努力をしているのに、物事に成功する人と失敗する人がいる。世の中にはよくあることですが、これを運のあるなしで片づけてしまうのは間違いです。

自分がそれをどれだけの信念をもって望んだかどうか、それが成否を分けるのです。したがって運の強い人、思いをかなえる人、こうした人は信念の力が人一倍強く、人生におけるプラシーボ効果をよく知っている人といえます。

二階へもっと上がりたい人がはしごをつくる。空を飛びたい願望のいちばん強い人が飛行機を発明する最短距離にいる——願望を達成したかったら熱烈に願い、目的の達成を強烈に想念することが大切なのです。

❖強烈な信念は天気も変えてしまう

オーストラリアにアボリジニと呼ばれる原住民がいます。彼らは砂漠を旅行するときでも、わずかな水だけを持って食料は携えていきません。では、食事はどうするのか。祈りと想念によってそのつど調達するのだといいます。

天に向けて、今日もわれらに糧（かて）を与えたまえと祈る。すると鳥なら鳥のイメージが浮かび、そのとおり本当に鳥の大群が飛んでくる。それを捕獲してその日の食料とするのだそうです。そのようにアボリジニは想念の力がかならず実現すると信じて疑わない。またそれゆえに、彼らはイメージを現実化する能力を備えているのだといえます。

これがアボリジニだけに特有の能力かといえば、わたしはそうではないと考えています。かつてはわたしたちも想念力をもっていましたが、いまはそれを失ってしまった。いや失ったのではなく、忘れてしまっているだけなのです。したがって、休眠しているその能力を目覚めさせ、活用できれば、想念をそのまま実現することは可能なはずです。

すでに二十年前になりますが、七十代の半ばごろ、わたしと妻はスイスのアルプス名峰めぐりに出かけたことがあります。好天に恵まれた素晴らしい旅行でしたが、どういうわけかモンブラン登山の当日だけは、空が厚い雲に覆われてしまった。ともかく展望台までは登ってみたものの、密雲の中に閉じこめられて視界はゼロ、しかもひどく寒い。

一同はあきらめて、不景気な顔のまま、山を下りることにしました。寒さに震えている妻も先に下山させた。ところがわたしだけはそこに残りました。このとき、わたしには「間もなく雲が晴れる」という絶対的な確信があったのです。それはイメージや想念の力さえ超えた、信念に近いものでした。

「わたしがやってきたのに、アルプス一の高峰モンブランがその雄姿を見せてくれないはずがない」

そんな根拠に乏しい思いこみである。けれども、そういう思いこみが実にしばしば現実になることを、わたしはそれまでの体験で知っていた。そこで最後に下りようとしていた、旅行中に親しくなったある夫妻を、もう少しお待ちなさい、もうすぐ晴れるはずですからと引き止めました。その夫妻はアルプスの山めぐりを以前から楽しみにし、長い間かけてその準備をしてきたとのことだったからです。

するとものの二、三分もしないうちに、雲が天から押さえられたように、下方へ移動しはじめました。見る間に眼前の視界がひらけ、ついに一点の陰りもない紺碧（こんぺき）の空が広がって、真正面にモンブランがその偉容を現したのです。わたしたちは言葉を失って、その雄姿に眺め入りました。

ふと下を見て、二度びっくりです。さっきまでわれわれを閉じこめていた雲の群れが足もとにひれ伏すように広大な雲海をつくっているのです。その雲のじゅうたんのところどころから、マッターホルンなどの尖峰（せんぽう）も頭をのぞかせている。その光景もまた、この世のものとは思えないほど壮大で美しい。息をのんだまま、わたしたちはしばし見とれるばかりでした。

アボリジニの祈りとイメージに自然がこたえて食料を与えるように、これはモンブランがわたしとその夫妻に恵んでくれた素晴らしいプレゼントだと思いました。どうしてもモンブランの姿を目にしたい、間もなく晴れるはずだ、晴れないはずがないといった強い信念への、それは確たる返答だったのです。

だれもが可能な「若返りの術」

わたしが九十四歳になったとき、大学の卒業七十周年記念に同窓会を開こうと思い立ち、古いクラス名簿を繰ってあちこちに通知を出しました。返事はさながら死亡告知書のようで、いつ死にました、いつ亡くなりましたという家族からの知らせばかり。出席者はわたしともうひとりだけで、九十四歳のふたりが――天国からの出席者もまじえて――感無量のクラス会を開きました。

そのたったひとりのクラスメイトも生きてはいるが、この先、老いるいっぽうでしょう。わたしだけが老いてますます元気であり、前述したように九十歳を過ぎても、むしろ体力健康度は以前より増している感さえあるのです。年をとっても以前の健康レベルを維持している、あるいは以前よりも体力や健康度が上昇していく。これは人間の肉体の科学からみたらありえないことなのです。

しかし、それがわたしの体には起こっている。想念の力の効用であり、その想念力を効果的に養い、発揮できる呼吸法を実践しているたまものといえます。

わたしが会員になっている三島スプリングス・カントリークラブの八番ホールは、坂でできているようなコースです。ティーからグリーンまでの道はずうっと上り坂であり、フェアウェイもずっと傾斜が続いている。わたしは入会時からこの坂道が苦手で、九十歳の声を聞いてからはいよいよつらくなりました。

プレーがこのホールにさしかかると歩行中もつい、よっこらしょという掛け声が口をついて出てしまうし、息もややきれがちになる。これはさすがに爺むさいので、わたしは一計を案じ、パターを逆さにして杖がわりにして上るようになりました。

このクラブは設立が比較的新しいため、メンバーは若い人が多く、歩く速度も速い。プレー中は、若い会員に遅れないで歩いていたが、プレーを終えてクラブハウスへ戻る道では、さすがに九十歳を過ぎると足腰の疲れからひとり群れから遅れ、みんなの後からトボトボとついていくようになりました。

これがおもしろくない。おもしろくないが、年齢を考えたらしかたがないかとも思っていた。しかしあるとき、よしこの足腰を若返らせてやろうと一念発起しました。

正心調息法を行いながら、

「わたしの肉体は若返った、若返った。あんな坂などなんでもない。楽々と上れる」

そう強く想念し、杖をつかずに颯爽とフェアウェイを上っていく自分の姿をイメージしたのです。

さらには、帰り道でも群れからはぐれず、仲間と一団となって歩く姿も心のスクリーンに明瞭に描き出すよう努めました。それを三、四日ほど続けたとき、週に一度のプレーの日がやってきました。

実際にコースへ出て、八番ホールの坂へさしかかってみると、あれほどきつかった坂がなんなく上れる。足の運びも軽く、むろん杖も不要です。クラブハウスへ戻るときも、みんなから遅れることなく肩を並べて歩いていける。それだけでなく、クラブからマンションまでタクシーに乗らないと帰れなかったのが、その日はほかの仲間と同じようにバスと電車を乗り継いで帰り、さほど疲れも感じなかったのです。

翌朝も、以前なら午前中いっぱいベッドでひっくり返っていたのが、さっさと起きられ、なんの支障もなく一日を開始することができた。またこの状態はそのとき限りのことでなく、そのまま今日まで変わることなく継続されています。つまり肉体が若返ったということなのです。

❖肉体の時計の針も逆回しできる

こうした若返りは実は病気を治すよりむずかしいことです。病気なら自然治癒力がはたらいて治癒の方向へ向かうが、老化によっていわば自然衰退していく肉体を若返らせることは、時計の針を逆に回すようなものだからです。そうした可逆性はわたしたち人間の能力のなかには見当たらないものです。カゼなら薬を飲まずに治せるが、曲がった腰が伸びることはありえないことなのです。

ただ想念の力だけがそれを可能にする。わたしはそう信じています。また、わたし自身がその好サンプルのひとつであります。同様にこんなこともありました。

やはり加齢とともに、たびたび物忘れをするようになり、九十歳を過ぎてからはとりわけ、人と話をしている最中に言葉がつまることが多くなりました。人の名前やものの名称がまったく思い出せない、あるいはのどもとまで出かかっているのに、どうしても出てこない。そこで、あれはなんていいましたっけね……と正解の周辺をうろうろしたり、別の言い方で代用してその場をしのぐ、といったことが度重なるようになってきたのです。

年寄り同士でならしょっちゅうあることなので、笑い話ですみますが、講演や出版の打ち合わせなどで若い人たちと話すときには、この度忘れや物忘れのために相手に迷惑をかけるのではないか。そう考えると人と話すことや人に会うことがだんだん億劫(おっくう)にもなってきました。

しばらくそんな日を送っていましたが、ある日、よし、こんどはこの物忘れの克服に挑戦してやろうと決意して、「わたしの脳細胞は若返った」とくり返し、想念を自身の脳細胞にしみこませるように送りました。心で細胞の姿形をディテールまでイメージし、それが生き生きと機能している図をくっきりと想像したのです。効果はしばらくして表れはじめました。

言葉につまることがなくなり、使いたい言葉に一直線でたどりつけ、間をおかずに口をついて出るようになってきました。人との会話も面倒でなくなり、講演なども積極的に行えるようになったのです。

人間の脳細胞のうち七〇%は眠っており、その機能をまったく果たしていないという説があります。一見もっともらしいのですが、これは実は正しくありません。人間の体は宇宙のミニチュアであり、ムダなものは何ひとつありません。七〇%もの脳細胞が稼働率ゼロなどということはありえないのです。

これは、それぞれの脳細胞が三〇％の力しか発揮していないと考えたほうが正解に近い。すべての細胞は稼働しているが、ただ、それぞれもてる能力の三〇％しか発揮していない。残り七〇％の力はいわば機能不全に陥っているのです。

そこで「わたしの脳細胞は若返った、その能力をフルに発揮している」と想念し、呼吸法によって新鮮な酸素を体に送りつづけたらどうなるか。活動せずにいた残り七〇％の機能も活性化して、もてる能力が一〇〇％フル稼働できる条件が整うことになります。わたしのしたことがこれなのです。

このようにまだ未活動の状態にある潜在能力がわたしたちの体の中にもたくさん眠っています。その未知の力を日常的に作動させることができれば、人間の可能性はほとんど無限のレベルまで広げられるといっていいでしょう。その作動装置として有効なのが強く想念すること、強くイメージすることなのです。

わたしは現在、一時間半から二時間の講演で草稿はまったくつくりません。一片のメモも持たない。すべて頭の中の引き出しから、その場で言葉を取り出して話すのですが、それで途中でつかえたり、いい間違いをすることはまったくありません。質疑応答もアドリブで行えます。

このことに驚き、感心してくれる人もいますが、楽屋裏を明かせばこういうことで、わたしの記憶力が格別にすぐれているわけではない。わたしは人よりも「思う力」が強く、その想念の効用を自身の体験にもとづいて一〇〇％信じているし、日常のさまざまなケースに実践、応用している。それがわたしを心身ともに若返らせているのです。

道元（どうげん）という禅僧が「何かを望むなら、寝ても覚めても、ひたすら思いつづけよ。そうすればたとえよこしまな思いでもかなえられる」ということをいっています。残念なことですが、世の中でおうおうにして悪が栄えるのは、その悪を行う人間の欲望が——間違ったものにせよ——切実であり、熱烈であることが多いからです。

よって、それに負けぬほど強烈に「〜した」「〜できた」と断定の想念を発すれば、わたしたちの内部に実現に向けてのエネルギーが蓄積され、また外へ向けて発散されて、願ったことがかなうことになるのです。

健康とは「あるべき姿」に戻ること

心身が思いの力によって若返る。そう書きましたが、体力や細胞のはたらきが若返ることは正確にはありえないことです。したがってわたしたちは想念のパワーで若返るのではなく、元のあるべき姿に戻るのです。

人間というのは、もっとも健康な形で生まれ、以後しだいにその生命力を少しずつ下降させていく生き物だともいえます。生まれたばかりの赤ん坊のときが「人生でいちばん健康」であり、以降は病気や不摂生やストレスといった後天的な要因によってだんだんその健康力を衰えさせていく、そうした過程をたどる生き物です。

もともと丈夫な駿馬に生まれつきながら、多くのマイナス要因のためにしだいに毛並みが衰え、栄養も不足して、弱くやせた馬になってしまっている。そのやせ馬状態がいまの人間の姿です。いいかえると、健康になるとは健康を獲得することではありません。それはマイナスの状態を本来の正常レベルに戻すことであり、そのことが相対的に丈夫になった、健康度が増したようにみえるのです。

わたしの足腰が強くなり、脳細胞が蘇生されたのも、その元のあるべき姿、本来の健康や生命力を想念とイメージの力によって取り戻しただけで、それが以前の状態や他人との比較のなかで、相対的に若返ったようにみえるだけなのです。

健康とは、元のあるべき姿に戻ることである――このことから、とりあえず次のふたつのことがいえると思います。

①だれでも健康になれる

②人間の能力の多くは休眠している

つまり、①だれでも「かくあるべき姿」として生まれつくのであるから、いまはやせ馬状態でも努力しだいで駿馬に戻れる可能性はだれにも等しくある。よって、わたしにできたことなら読者のみなさんにもできる。わたしは昨日やってできたが、みなさんは明日やってできる、それだけの違いにすぎません。

以上のことを、少し違う角度からみると、②人間はたくさんの能力を体内に眠らせたまま宝の持ち腐れをしているともいえます。プラシーボ効果は信じる力によって、この潜在能力を発揮した例といえます。

また火事場のバカ力という言葉がありますが、緊急事態が起きたときに、無意識のうちにその人の能力をはるかに超える力が発揮されることがある。極限状態において顕在化した力が本来、わたしたちがもっている力の水位と考えていい。それに気づくことなく、わたしたちは大きな潜在能力を眠らせていることになるのです。その火事場のバカ力を火事でない常態においても発揮させられれば、健康の実現や願望の成就につなげることができます。それを可能にするのが、くり返してきたように想念とイメージの力なのです。

❖人間には百歳の寿命が与えられている

だれもが長生きしたいと思っている。しかし年をとりたいとはだれも思っていない。そう皮肉なことをいった人がいますが、若さを保ったまま長生きすることは、わたしのようにだれにも可能です。

百歳まで元気で生きる――これが健康面における人間のあるべき姿、人間にもともと備わっている潜在能力だからです。だれにも百歳の寿命が与えられているのであり、生来はつらつと百年を生き抜く能力をもっています。したがってその能力が自然に発揮されれば、わたしたちは「年をとる」ことなく、長生きすることが可能なのです。

いや、人間は百二十五歳まで生きられるとする説もあります。哺乳類動物の寿命というのは、生まれてから成長が止まるまでの期間の五倍であり、わたしたちの筋肉や内臓の細胞は二十五歳までは成長する。したがって二十五×五＝百二十五歳までは生きるという説ですが、これにはあまり信憑性はありません。

なぜなら、実際に百二十五歳まで生きた人はほとんど存在しないからです。そういう実証面での裏打ちがまずこの百二十五歳説にはない。たしかに筋肉細胞などは二十五歳まで成長しますが、その後、その状態がかなり維持されるものです。したがってこれを単純に五倍するのは、生命の長さを測るときに不必要なゲタをはかせることになります。

五倍するのは肉体の細胞でなく、脳の細胞の寿命でなくてはなりません。脳細胞の寿命は二十年。二十歳で成長を止めて以降は、一日約十万個というものすごいスピードで減りつづけます。完全に成長がストップするのです。したがって人間の寿命はこの脳細胞の寿命の五倍であると考えるべきで、百年という期間もここから出てきます。

百歳まで寿命を保っている人なら、日本だけでも九千人くらいいるといわれます。よって実証的な根拠もある。では、なぜ百歳まで生きて当たり前なのに、わたしたちの大半がその能力を潜在、死蔵させたままで与えられた寿命を中断させてしまうのかといえば、前に書いたように、さまざまなマイナス要因が生得の生命力の足を引っ張るからです。

実際に百歳の長寿を保っている人を見ると、みんな生まれつき健康の地金が強く、丈夫に生まれついた人が多いようです。とくになんの健康法も心がけていないという人が多い。もともと健康の素質に恵まれ、免疫力も高くて、マイナス要因に対する耐性が強いのでしょう。それが長寿を可能にしているのです。

それなら健康や長寿というのは先天的な素質だけで決定されてしまうのか。そうではありません。わたしは子供のころから生命力では人一倍劣っていた。健康の素質はゼロに近かった。現在の飛び抜けた健康力と長寿は、独自の呼吸法と想念の力によってすべて後天的に手にしたものなのです。

だれにも百歳まで生きられる可能性が潜在しています。それが天から与えられたわたしたちの寿命であり、本来あるべき姿だからです。想念力と呼吸法の活用によって生まれつきの生命力を発動させ、そのあるべき姿を顕在化しなくてはなりません。

❖講演会の客を想念力で集めてしまった

①目標をはっきりもつ、②目標の実現を信じる、③目標に向かって行動を起こす。潜在能力を発揮するにはこうした心のはたらきが必要です。本書のテーマに引きつけていえば、①は明瞭なイメージ、②は強烈な想念と断言、③が呼吸法（正心調息法）の実践となるでしょう。

願望を意のごとく実現した例では、次のようなケースもあります。わたしが関係していますが、わたし自身の事例ではなく、Bさんというビジネスマンがその想念の力で願いを達成した実例です。

東京のある大企業から、社員を対象にした健康に関する講演を頼まれたときのことです。その依頼状の内容を一読したとき、わたしは首をひねらざるをえませんでした。聴衆対象がバリバリの現役サラリーマンで、老人がする健康の話には関心が薄いだろうという点。また、わたしの知名度がそれほどないうえに、会費がけっこう高いという点。このことから、わたしはあまり人は集まるまい、客席の半分くれば上々だろうと思ったのです。

案の定、講演の一週間くらい前になって担当の部長であるBさんから電話がきて、期日が迫ってきたのに申しこみが少ない。百名の予定で呼びかけたのがまだ三十名しか集まらないと気が気ではない様子です。それで、わたしの想念の力でこれをなんとか百名にしてもらえませんかという、やや虫のいい依頼をしてきたのです。彼はわたしの本を読んで、正心調息法についての知識をもっている人でした。

わたしは次のように答えました。

――この機会はあなたの人生にとって大きな意義がある。成功すれば今後のビジネス人生にも多大なプラスを与える。あなたはこれを絶好のチャンスと前向きにとらえて、なんとしても成功させるべきだ。しかし人を頼ってはダメだ、自分自身の想念の力でこのチャンスをとらえ、生かすべきだ。わたしはいっさい応援しません――

そして「来た、来た、来た。百名以上やってきた」と強く想念しなさい、講堂が満員になった場面もくっきりイメージしなさいとアドバイスしました。Bさんはわたしの力が借りられると思っていたようで、少し当てが外れたかのようにだまっていたが、やがてわかりましたと納得して電話を切りました。

彼はいわれたとおり、正心調息法を実践しながら想念を発し、講演会のPRなども、来た、来たと念じながら行ったといいます。その成果は如実に表れ、講演会の前日には九十八名にまで申しこみがふえた。そして当日の朝、ふたたびBさんから電話があり、いま二名の追加があって念願の百名に達しましたと、はずんだ声で報告がありました。

「よかったですね。でも、開演までまだ六～七時間あります。その間にも、想念を発してみてください。もっとふえるでしょう」

わたしはそう答え、時間がきたので新幹線に乗って、会場まで出かけた。Bさんはわたしを出迎えながら、うれしそうな顔で「おっしゃるとおり、あれからまたふえて、結局百二十名になりました」と面目をほどこした様子。わたしもその成功を心から喜ぶことができました。

この話には後日談があって、一年後、ふたたびここで講演を行いましたが、そのときは十日前くらいにBさんから、七十名近いその時点での申込者のリストが送られてきました。これも最終的には倍の百四十名にまで人数がふえ、これまた想念のパワーによるところが大きかったのですが、聞けば、この企業で行う講演やセミナーでは、いつも十日前に申しこみが終わり、その後はまったくないのが普通なのだそうです。

一回目のときに、Bさんがまだ三十名しか集まりません……と心配そうに電話をかけてきた理由がそれで納得できましたが、想念の力でこの通例が二度とも破られたことになり、わたし自身、想念力のパワーの強さを再認識したのです。

❖素直な人のほうがよい結果になる

やや単純なケースですが、これも想念が現実化した実例であり、その事実を証明するB

さんからの礼状もわたしの手もとにあります。

この場合、Bさんがきわめて素直にわたしのアドバイスに従ってくれたことが、よい結果を導いたといえます。願ってもはたしてかなうだろうか……そう疑念や不安まじりで願望しても効果は表れにくいものなのです。一片の疑念もなく、素直なまっすぐな気持ちで、かならず成就する、すでに成就したと願うことが最短距離で成果を呼び寄せる秘訣(ひけつ)といえるのです。

想念の力で前立腺肥大症を治したと書きましたが、実は、その治療スピードは三年も四年もかかっており、わたし自身そんなに速いものではなかった。治る速度でいえば、わたしの本を読んで正心調息法を実行した人のほうが速い。同じ前立腺肥大症を十日以内の短い間に治してしまった人が、何人かいるのです。なかには四、五日で治してしまった人もいるのです。

なぜそういうことが起こるのか、実はここに興味深い事実がかくされているのです。

いままでの本には、わたしは次のように書きました。三、四年かかってだんだん悪くなってきた前立腺肥大症が九十歳になったときにいよいよ困った状態になった。そこで想念によって健康なイメージを描いたらその翌朝から尿の出がよくなりはじめた。そして一週間あまりで完全に治った、と。

つまり、この本を読んで実行した人は私が三、四年調息法を実行してきて効果がなかったことを知らないのです。一回で症状がよくなりはじめたと信じこんだ。そして熱心に実行したら、信じたとおりの成果が表れたわけです。

さらにもうひとつ理由をあげるならば、わたしの場合、元医者ということからなまじ病気についての知識が人よりもある。「前立腺肥大症は手術しないと治らない病気である」という常識がどうしても頭にあり、これが無意識のうちに想念のはたらきをじゃましたのです。また、治らなかったら手術すればいい……という甘えもやはり潜在意識のうちに存在していて、想念の効果の障壁となったのです。

この点、知識や疑念がない素直な人のほうが、想念の力が強くなり、効果もダイレクトになるわけです。

超能力の存在を証明する実験を行う場合、かならずといっていいほど、それを信じる科学者が行うと肯定的な結果が出、それを疑う科学者が行うと否定的な結果が出るといいます（実はこのこと自体、想念は現実化するということの証明になっています。なぜなら、どっちの結果もそれぞれ思ったとおりになっているから）。

近代科学では、あるひとつの現象が確かめられても、ほかの多くの人がそれを追試して、同様の結果が得られないかぎり、科学現象として認知されることはありません。したがって超能力はいつまでも「非科学的」だと退けられることになってしまうわけですが、疑問や不安の念が願望を果たそうとする際の障害や抑圧要因になることは、超能力を信じない人にも容易に理解できるでしょう。

懐疑論者はたいてい知識は豊富だが、「こうした前例はない」「こんな条件ではできっこない」などと否定的に物事を考えることが多く実行力にも乏しいからです。つまり中途半端な知識などもたない、素直な態度で物事を肯定的に考えて想念を発せられる人、そうした人が思いのパワーを十分に引き出し、また発揮することができるのです。

わたしはもし赤ん坊に大人の知識や知恵があったら、人間は歩くということを徹底的に学習することができないだろうと考えることがあります。

歩行期が近づくと、赤ん坊はなんべん転んでも、懲りずに立ち上がろうとします。赤ん坊にはまだ、大人のような「ひょっとしたら立てないのではないか」という否定的観念や限界意識がないからです。赤ん坊はいわば素直な肯定意識のかたまりです。そしてそのことがやがて歩行を可能にするのです。

素直、前向き、肯定思考――そうした心のもち方も想念を実現するためには不可欠なエレメントなのです。

❖なぜ毎日の「正しい」心がけが大切なのか

西洋医学では、病気は体の一部の――胃なら胃の――機能の低下であり、その部分だけ修理すれば病気は治るという考え方をしています。人間の体を機械のように見立て、その一部の故障から該当の部品だけを修理したり取りかえれば、病気は治るという発想です。

要素還元主義などと呼ばれる考え方で、その根底には心と体を別個のものととらえ、精神を肉体より上位におく心身二元論がひそんでいるように思われます。精神のはたらき（知識）によって、身体を自由にコントロールできるとする機械論的な生命観です。

しかし東洋にはもともと、こういう二元論的な考えは希薄でした。心と体は分離されたものでなく、その根っこは同じである――いわゆる心身一如の考え方が主流であり、精神と肉体は不可分のもので、対立関係ではなく相互補完的な関係にある。したがって体の健全さだけでなく、良好な精神状態も同時に保たれていなければ真の健康は実現できないと考えてきました。

わたしが実践、提唱している「正心調息法」もまさにこの心と体を一元化して、心身両面の健全さを調和させていく方法です。つまり正心とは正しい心の使い方、調息は腹式呼吸の実践。このふたつが一如のセットとして機能することで心身の健康を達成し、また願望を実現するための下地をつくってくれるのです。

目に見える呼吸法が表の面であるなら、目に見えない正心は裏の面であり、それぞれ表裏一体となってわたしたちの健康を支えている。どちらが欠けても真の健康は手に入らないし、願望を実現するパワーを集めることができないのです。

正心調息法では前述したように、正しい心の使い方としてとくに、

①物事をすべて前向きに考える

②感謝の心を忘れない

③愚痴をこぼさない

という三点を強調し、その実践を説いています。ご覧のとおり、さきほどの赤ん坊の心のありようとさほど変わっているものではありません。「正心」などといかめしい言葉は使っていますが、忘れてはならない毎日の心がけといったほどの意味です。けれども素直

な心で、物事を肯定的にとらえることの大切さは、いくら強調しても強調しすぎることはないと思います。

なぜなら心というのは波動です。波動には波長がありますが、その波長はちょうど指紋のように人によってそれぞれ異なっています。そして人間はこの固有の波長に同調するような事象にしか出合わないようにできている。波長に合わないことは起こらないようになっているのです。

テレビやラジオ局からは、さまざまな周波数をもった電波が発信されています。しかしわたしたちの五感では、それを直接見たり、感じたりすることはできない。受信機の電源を入れ、特定のチャンネルにチューニングを合わせることによってはじめて受信が可能になります。互いの波長がぴたりと一致したときに音が聞こえ、画像が映し出されます。

わたしたちの心とわたしたちに生起する出来事の関係もこれと同じです。わたしたちの心が発する波長に同調する出来事だけしかわたしたちには起こらないのです。簡単にいえば、よい波長の持ち主にはよいことが訪れ、悪い波長の持ち主には悪いことがふりかかってくるわけです。

したがって、心をいつも明るく保ち、物事を前向きに考えている人には、明るく前向きな事柄が起こります。感謝の心を忘れない人には感謝せざるをえないことが起こります。仕事なら成功するし、研究なら成就する。また、自分にプラスの結果をもたらす人にしか出会いません。逆に愚痴ばかり口にし、ため息ばかりついていては、さらにそれを促すような暗い出来事、マイナスの事象ばかりがふりかかってくることになるのです。

◆すべてに生命を与える不思議な力がある

正心調息法の最大の特徴は、腹式呼吸を行いながら——吸息、充息、吐息、静息のゆったりした循環に合わせて——心の力を使って想念を発する点にあります。

すなわち、息を吸う間に「宇宙にある無限の力が丹田(たんでん)に収められた、全身に満ち渡った」と念ずる。次に息を満たす間に全身が健康になった、○○病が治ったなどと具体的な事柄を願い、念ずる。

いわば呼吸のリズムに合わせて想念もまた吸収、集中、放射させる。それによって宇宙に遍在する無限の力を体内に集中させ、放射することで、心の波動をさらに強化し、願望の実現に役立てるわけです。

宇宙無限力のくわしい説明は次章にゆずりますが、一例だけその存在を示す〝状況証拠〟をあげておきましょう。

わたしたちが住むこの地球は宇宙の広遠な空間にポッカリ浮いている。これを支えているものはありません。また二十四時間という一定の周期で回転している。回転軸も一定していて、まったくぐらつくことがない。しかもその軸は目に見えません。そして自転しながら、太陽のまわりをやはり一定のスピードで公転している。

小学生が理科で習う、ガリレオ以来の常識です。しかしこれはよく考えてみると実に不思議なことです。いったいどんな力が地球を回しているのか、その力はどこからきているのか。その力や整然とした法則性の主体はいったい何なのか。

科学を超えた偉大な叡知の存在をそこに感じる人は少なくないはずです。わたしもその「不可知な知と力」の存在を実感しており、それを宇宙無限力とかりに呼んでいるのです。むろん、これは宇宙無限力の深く広い力のごく一例にすぎません。

それは無限の空間にあまねく行き渡って、すべての生命を生かす生命力の根源となり、生体の営み、生成、消滅をつかさどっています。ありとあらゆる事象の起承転結をその「見えざる手」でコントロールしています。すべてのものの母体であり動力でもあります。大海を揺るがす嵐のダイナミズムも、嵐のあとの水たまりの静的な調和も、みんなこの宇宙無限力の統括下にあるのです。

インドのプラーナも、中国の気も、宇宙のエネルギーと呼ばれるものも、人間の体に備わっている自然治癒力も、わたしの正心調息法もすべて、この宇宙無限力の偉大なはたらきの一部をそれぞれ勝手に呼称し、活用しているにすぎません。宇宙無限力はそれらすべてを包含する深遠無量のエネルギーであり、この宇宙に存在する唯一の統一概念でもあるのです。

人間の遺伝子の重さは米一粒の五十億分の一といわれます。この微細な遺伝子の中に約三十億、百科事典にして千冊ぶんの情報が書きこまれているのだそうです。こういうことが進化の途中で自然に形成されたとはむしろ考えにくい。偉大な創造主の存在を想定したほうがよほど〝合理的〟な説明がつくのです。

こうしたこともまた宇宙無限力のなせるわざであり、その力は宇宙という極大だけでなく、人間の細胞や遺伝子という極小にまで及んでいるのです。あらゆる生命の源であり、万物をつくり、生かし、百事を如意にする力――それが宇宙無限力なのです。

「人の胸中の気は天地の気と同じくして内外相通ず。人の天地の気の中にあるは、魚の水中にあるが如し」（『養生訓』）

人体の内と外、体内の気と天地（宇宙）の気は共通したものであり、魚が水中でしか生きられないように、わたしたちもまた宇宙の力によって生かされているという意味です。『養生訓』は江戸期に書かれたもので、すでに遠い昔から、わたしたちは宇宙無限力の存在や効力に気づいていたといえます。ただ、その気づき方は経験や実感にもとづくもので、科学的な知識としてではありませんでした。

次章では、その宇宙無限力の存在と内容についてできるだけ「科学的」に紹介し、それがなぜ、わたしたちの健康や想念を現実化するのかについても、できるだけわかりやすく説いてみましょう。

第2章

宇宙無限力を人生に活かす

❖草や花にも人間の思いが通じる

スコットランドでは花や野菜をよく育てる人のことをグリーンフィンガーといいます。草花の世話で指が青くなっているという意味で、こうした人には植物もよくこたえます。水をやりながら花に声をかけるとよく育つ、花好きの人はごく自然にそんなふうにいいますが、これは本当のことです。

草や花にも感情があって人間の意思やエネルギーを理解して反応するからで、自分たちに愛情をたっぷり注いでくれる人に対しては、植物もよくこたえてすくすくと伸長するのです。こうしたことは古代ではごく自然に信じられ、岩も木も草もみんな人間と交流し、話も交わしていると考えられていました。草や木も生き物である以上、人間との感情の交流、意思の交換、対話などが可能なのであり、わたしにもその経験があります。

マンションの部屋の窓をふさぐように二本の樹木が伸びてきたことがあり、そのまま伸びると空も海もほとんど見えなくなってしまう。それでは困るので、わたしはその樹木に語りかけた。

「悪いが、これから海のほうへ向けて伸びてくれないか。潮風に逆らうことになってつらいだろうが、なんとか頼むよ」

するとと樹木がそれにこたえてくれた。窓をふさいでしまわないように海へ向けて幹を曲げてくれたのです。

また、シクラメンの葉を使ってこんな実験をしたこともあります。

部屋にあるシクラメンの鉢から形状の似た四枚の葉を切り取り、底の広いプラスティックの容器に横に並べる。左から1、2、3、4、と番号をつけ、両脇の1と4には何もしない。2の葉っぱには「おまえは強いぞ、枯れないぞ。枯れるな、枯れるな」と想念を送りながら、じっと見つめる。その間、3には視線を向けないが、その五センチくらい上に手のひらをかざしておく。これを五分間続ける。

翌日になると、2と3には変化がないが、1と4はシクラメンの葉特有の凸凹が表面から消え、桜の葉のように平べったくなっていました。前日と同じことをして、また翌日観察すると、1と4は明らかにしなびはじめている。2と3には異常なし。

これを毎日くり返していくと、1、4にはしだいに黄色い斑点（はんてん）が出はじめ、それがしだいに大きくなっていく。2、3はなかなか枯れない。半月ほどで1、4はすっかり枯れ葉になってしまったが、2、3はまだ潤いを維持している。一か月ほどでついに2が枯れ、

3はもっとも長持ちしました。

以上の結果からも、人の心や思いの念が植物に強い影響を及ぼすことが容易に想像できます。しかも、ちぎった葉がこちらの意図にこたえて長持ちしてくれるのですから、生きている草木だけでなく、死んだ植物（つまり無機的な物質に近い）にも、人間の意思や想念の力が作用することがわかります。

最近では、波動や宇宙エネルギーに関する実験が科学者の間でもさかんに行われており、「人間の意思が物質に影響を与える」ことが次々に確かめられているようです。

たとえば複数の気功治療師に注視、あるいは手かざしの方法でポリエチレン容器に入れた水に対して「気」を送ってもらう。すると、水の電気伝導率が明らかに高くなったといいます。対象こそ違え、わたしがシクラメンに対して行った実験とまったく同じ結果が得られているのです。

❖科学は幾多の「なぜ」を解いていない

わたしたちの意思や想念はエネルギーとして、生物だけでなく物質にも伝わる——科学的実証はないにせよ、それについての客観的事実は古今、洋の東西を問わず、枚挙にいとまがないほどです。モーゼが海を分けたのも、その手がふれただけで不治の病に侵された人びとが癒(いや)されたというキリストの奇跡も、宗教的神話のなかでの出来事ではないのかもしれません。

そして地球をこの宇宙空間に浮かべているのも、一定の周期のもとに自転、公転をさせているのも、また、シクラメンの葉にわれわれの思いが通じるのも、気によって水の性質に変化がもたらされるのも、強く願ったことが実現されるのも、その表れ方はさまざまですが、すべてひとつの根から発せられる力によっています。その万能エネルギーの源泉が宇宙無限力なのです。

同様に地球の科学的常識を列挙してみても不思議なことばかりです。地球の引力をニュートンが発見して以来すでに三百年がたちますが、いまだにその力が何によって発せられているのかを解明した人はいない。地球が太陽のまわりを回るスピードは時速一〇万キロという超高速である。それでいて楕円(だえん)の軌道を外れることは絶対にありません。

なぜ遠心力で地球は宇宙空間へ吹き飛ばされてしまわないのか。地球の上に立っている人間はなぜ吹き飛ばされないのか、その速度をどうして感じないでいられるのか。大気があるからだというなら、なぜその大気は吹き飛ばされないのか。

そもそもだれが、どんな目的でこんな大きな球を、こんな高スピードで、こんな正確な軌道を描いて回しているのか。わたしたちは速度や期間の計測にこそ成功してきましたが、そうした根本的な疑問はいまだにちっとも解明していません。科学は「何がどのように」は解いてきたが、「なぜ」を少しも明らかにしていないのです。

しかも宇宙には、地球のような惑星は百億兆もあるともいわれます。それら無限の惑星、恒星もまた地球同様、整然と規則正しく運行されている。その力と叡知をだれがもっているのか。その「正体」を科学は知らないのです。

だからといってわたしは科学の非力や無力を主張しているのではありません。科学の発達は人類の発展におおいに寄与したし、わたしたちは日ごろ、その恩恵にずいぶん浴してもいるからです。ただ、これら偉大な力の源、叡知の統括者として宇宙規模の（いや人間の考えるスケールや無限の概念などはるかに超える無量の規模の）無限の力を想定しないと、その「なぜ」の解明までとどかないと考えるのです。

宇宙無限力を現在の科学で説明することはできませんが、人間は昔から経験的に、その無辺のパワーをそれぞれ自分たちのサイズに合わせて、その一部を利用してきました。

インドではプラーナと呼ばれ、ヨガの行者や悟りを求める修行者によって用いられ、中国では気と呼ばれ、気功治療などに利用されてきました。またエジプトの王族の遺体を腐らせずにミイラ化するという、例のピラミッドパワーもまた宇宙無限力の一部を利用したものであるといえます。

❖だれもが知らずに宇宙無限力を使っている

第1章ではあえて、この宇宙無限力という言葉を使わず、想念とイメージの力で願望が実現するとだけ述べてきました。しかし、願いをかなえさせる力の源はいうまでもなくこの宇宙無限力にあり、想念やイメージ、あるいは正心調息法は、いってみれば宇宙無限力の発露を効果的にする便法といえます。

想念とイメージによって宇宙無限力をはたらかせることができる。これらの力を強くはたらかせるとき、宇宙無限力も強くはたらく。想念とイメージの力が強ければ強いほど、宇宙無限力を集束する力も強くなり、効果が高まるのです。

強い弱いの差はあれ、人間はだれでも「～でありたい」「～したい」という思いをもっているから、日常的に無意識のうちにわたしたちは宇宙無限力を利用しているといえます。その効果を昔の人は、たとえば「精神一到何事かならざらん」と表現し、「病は気から」といいならわしてもきたのです。

常識を超えた出来事や科学では測れない事象が起こったとき、わたしたちは奇跡だとか信じられないなどと驚きの反応を示しますが、それは宇宙無限力の発露と考えるべきで、その存在を想定すればそれは奇跡などではなく、起こるべくして起こった当然のことともいえます。人間にとっての偶然も、神にとっては必然なのですから。

川の水を飲んだり、汲んだりして活用するとき、その水源がどこであるかに思いをはせる人はほとんどいません。しかし水源はわからなくても、水はいつも目の前を豊富に流れ、わたしたちは常にその恩恵に浴しています。人間がいくらそれを活用しても、水が涸れることはありません。宇宙無限力もこれと同じ。その存在をふだん思うことなく、その正体も知らないまま、わたしたちはその偉大な力の一端にふれているのです。

ヒンズー教のヴェーダ哲学はアメリカの成功哲学に大きな影響を与えましたが、それには魂を純粋に保ち非常に強い信念をもつと、その信念が実現するように宇宙が援助してくれるといった内容の教えがあります。これも宇宙無限力にふれたたくさんの経験則から練り上げられてきた言葉といえます。

❖微細な物質が心に描いたものを現実化する

万物の根源をなすエネルギーの存在を解明しようと、科学の側からのアプローチもここへきてさかんになってきました。たとえば素粒子物理学などでは、先端の水準ではすでに宇宙無限力の実在に突き当たっているようなのです。

生物の構成単位をさかのぼると分子、原子、素粒子、超微粒子と際限なく小さくなっていきます。原子の大きさは一〇のマイナス八乗センチ、もっとも小さい単位である超微粒子は一〇のマイナス二八乗センチから五〇乗センチといわれています。また物質の最小構成単位をエネルギーだと結論づける科学者もいます。つまり物質をもっとも小さい要素まで分解していくと、それは「もの」という固定された単位でなく、エネルギーという「状態」になるというのです。

しかしわたしは物質の極小の単位はやはり物質であると考え、その極微の物質を「幽子」と名づけています。ただし、この幽子は三次元（物質の世界）と四次元（心の世界）の境目にある、物質と心の世界をつなぐ存在であり、したがって両方の世界の性質を併せもっている――そう考えているのです。

これは仮説ですから、そのつもりで読んでもらいたいのですが、ここでいう四次元世界とは心や意思、想念や霊の世界をさします。いっぽう三次元世界はわれわれがいま生活をしているこの物質の世界です。そして三次元世界を構成する最小単位は、いま述べたように超微粒子などと呼称される極微の物質、すなわち幽子です。

さらに四次元世界にもこれに相当する最小の成因が存在し、それをわたしは「霊素」とかりに名づけています。幽子はこの極微の物質と霊素のいわば混合物であり、よって三次元世界と四次元世界の両方の性質をもっているのです。

三次元世界と四次元世界の境界にはふたつを隔てる壁はありません。そのボーダーラインではふたつの世界がふれ合い、また溶け合っています。この状態は川が海にそそぐ河口を想像してもらえればいい。河口では川の水に海の水がまじり合って両方の性質をもっています。幽子はこの河口の水なのです。

したがって幽子は三次元にある物質でありながらも四次元世界の影響も受けます。本籍は三次元にあるのですが、境界に存在しているので、隣接する四次元世界の性質も強く帯びるわけです。

四次元世界は心の世界であり、想念、意思、霊の世界でもあります。そこではすべてが心のはたらきによって生まれ、心によって変わり、心によって消えていきます。たとえばわたしたちが「空から雲が消え、太陽が顔を出してほしい」と願ったとき、その意思をもった瞬間、三次元世界ではそうならなくても、四次元世界ではそのとおりになっているのです。

白内障よ治れと念じたとき、会場が聴衆で満員になれと願ったとき、あるいは、いまここに一杯のコーヒーがほしいと思ったとき、会いたい人よ現れよと想念したとき……こうした思いはすべて、四次元世界ではその瞬間にすでにかなっているのです。四次元世界では思ったことはすぐ形になり、すぐに起こります。むろんそれは物質の形でなく、さっき述べた霊素によって形成されます。

そしてこのとき、三次元側にある幽子も四次元世界の影響を受けます。目には見えないが、四次元世界の影響を受けて幽子レベルでも、思ったことが「そうなりやすい」状態になるのです。

また幽子がそうしたニュートラル状態になったときに、わたしたちが絶対にかなうと強烈に念じ、すでにそうなったと完了形で断言したりして、思いの度合いを強化すると、幽子はその後押しを受けてさらに物質化（現実化）されやすい状態になる。想念の力で海の性質が河口を越え、川の上流のほうへどんどん逆流してくるわけです。

ただし、人間の想念のパワーではここまでが限界です。ここから先は宇宙無限力の助けを借りなければなりません。わたしたちが思いの力で四次元世界に形をつくったものを、この三次元世界に事物として生じさせるのには宇宙無限力が必要なのです。

想念やイメージ力によって宇宙無限力を体内に集め、それを放射・活用したとき、四次元世界に成立した形が幽子レベルから微粒子、素粒子、原子、分子と、まさに川をさかのぼるようにだんだんとこの三次元世界にも形成されていきます。このときいわゆる「無から有が生じ」「思ったことが実現する」ことになるのです。

❖宇宙の力を想念のレンズで集中させる

くり返しますが、これは現時点でのわたしの仮説であり、信じるか否かは読者の自由です。近代科学の洗礼を受けた人間には荒唐無稽の話としか聞こえないであろうことも十分承知しているつもりです。しかし物質の最小単位はエネルギーであるという科学理論も、つい最近までは冷笑の対象にしかならない話でした。

科学はそういうことのくり返しで発展してきたものです。太陽でなく地球が動いていると主張したガリレオは異端あつかいどころか幽閉さえされました。その意味で、いまは奇跡とかホラ話としか聞こえないことも、現時点では科学的に説明できないだけで、時がくればかならずきちんと解釈できるようになるはずです。

不思議なことはありえないことだと否定するのでなく、むしろ科学の限界というものをいつも頭において、物事を考える姿勢が大切だといえます。

さて、宇宙無限力はこの空間に満ち満ちているのに、なぜ日常的に奇跡が起こらないのか。何もしないうちに願望が物質化されて現れたり、ぼんやり考えたことがすぐに現実になったり、手品みたいなことが起こらないのか。いいかえると、宇宙無限力を集めるのになぜ想念やイメージが必要なのか。そのパワーを活用するのに強く願うことがなぜ必要となるのでしょうか。

これもたとえ話で説明しますが、白い紙を太陽の光にさらしておくだけでは、いつまでたっても紙が燃え出すことはありません。紙を燃やすにはどうしたらいいか。理科の実験でやってみたことのある人も多いでしょう。虫メガネのような凸レンズで光を集め、その焦点を結ぶと紙は燃え出します。

このレンズに当たるものがわたしたちの想念やイメージ、あるいは正心調息法なのです。つまり太陽の光はそこかしこに満ちているけれどもそれを一点に集中させなくては紙は燃えない。それと同じく、宇宙無限力は偉大だけれども、それを想念というレンズを使って体内に一点集中させ、さらには目的に向けて放射しないかぎり、思いをかなえる力としてパワーを発揮することはないのです。

さらに白い紙の一部を墨で塗ったらどうでしょう。レンズの焦点を合わせれば、白いままよりはるかに早く紙は燃え出します。黒い色は白よりも光をよく吸収するからです。単に願うのでなく、より強く願う、絶対にそうなると断言することの大切さがこれでおわかりいただけるはずです。

つまりより強く念ずることはいわば「心の墨塗り」に相当し、それによって願望実現がより効率的になるわけです。想念はレンズのはたらきをして宇宙無限力を集め、目的に向けて放射するが、その効果の表れ方は想念の強弱や対象の状態によって差が出てくるということです。

また、焦点を正しく結ぶことも重要です。焦点が目的対象から遠すぎても近すぎても効果は上がりません。正しいポイントに光を集めることが肝心であり、それが正心調息法によって臍下丹田に宇宙無限力を集めるということなのです。

❖「心の墨塗り」が無限力を作動させる

想念が実現するメカニズムは、その動力が宇宙無限力であり、作動装置がわたしたちの想念やイメージだといえます。そのエネルギーはいつでも使用可能で、石油と違って無尽蔵に存在しますが、それを汲み出すには強く思い、強くイメージすることがその条件として必要になるのです。

それによってわたしたちの人生はわたしたちが考えたとおりの所産となります。思いどおりの自在な人生を送ることも可能になるのです。よいことも悪いことも、病気になることも健康になることも、すべて宇宙無限力をどう活用するかにかかってくるわけです。

渋谷に医院を開業したころ、わたしは肺結核にかかりました。開業後しばらくして猛烈に忙しくなり、食事も仮眠も車の中でとり、往診先の患者さんの家で除夜の鐘を聞いたことも再三でした。往診の行き帰りに使う車の中が生活の場でした。それほどに多忙をきわめ、そのおかげで経済的な基盤もしっかりしてきたのですが、その代償のように肺結核に侵されてしまいました。

当時、ストレプトマイシンのような特効薬はまだなくて、結核は死病に近く、その治療法も安静と栄養物摂取くらいしかありませんでした。できるだけ肺や体を使わない療養法です。しかし、わたしはこれをまったく逆の方法で治してしまったのです。

わたしは療養どころかこれまでどおり、朝から晩まではたらきつづけることにしました。診療時間を少し短くし、休養時間をとるようにはしましたが、微熱が出てもかまわず往診に出、いっさい休診しませんでした。さいわい痰に菌が出ていなかったので患者さんにうつす心配はありません。

ただ腹式呼吸と想念の力は活用しました。いまの正心調息法のような正式なものではなかったが、酸素の重要性には気づいていたので、当時すでに腹式呼吸は行っていました。それによって肺を使い、酸素をたっぷり体内にとる方法をとったのです。これはひたすら肺を休めるべしという当時の療養法からいったら常軌を逸したやり方でした。

もうひとつの〝常識外れ〟が想念力の応用で、「わたしが肺病で倒れるわけがない」という確信を抱き、かならず治る、治るに決まっていると絶えず想念を発していたのです。医者はわたしに与えられた天職であり、その遂行に全力を尽くしている人間に不幸な結果を天が与えるはずがないという、根拠などはまったくないが、強烈な自信が心の奥にあったのです。

そうしているうちに一年ほどしたら熱が出なくなり、いつの間にか結核の症状はまったく治まってしまいました。当時はまだ宇宙無限力の存在を知らず、それを呼吸法に応用してもいませんでしたが、無意識のうちに思いの力、想念の強さによってそれを作動させていたといえましょう。

わたしはそれと気づかぬうちに「心の墨塗り」を行い、想念のレンズで無限力のパワーを集めていたのです。

気功治療を行う人は、患者さんに自分の発した気が注入されていくシーン、患者さんが治癒し、喜んでいる情景などを具体的に脳裏にイメージすると聞いたことがあります。これも想念を具体化することで、気のはたらきと治療効果を強くしようとする心の墨塗りであるといえ、理にかなったやり方といえます。

不況時にわたしの医院が盛況だった理由

医院を開業した昭和初期は大不況のまっ最中でした。医者に不況は関係ないと思われるかもしれませんが、当時はいまのような健康保険の制度がなく、医療費は患者の全額自己負担だったせいもあって、不況のあおりをくらって同業者はどこも閑古鳥が鳴くありさまだったのです。

とくにわたしの専門の内科医がひどく、つぶれたり、耳鼻科などに転業するところが多かった。緊急の処置や治療が必要な外科的な症状と違って、胃が痛いとか熱があるといった内科治療が必要な症状については、市販の薬で間に合わせてしまったり、家庭常備薬を飲んだりして医者へ行くのを我慢する人が多かったからです。

開業のあいさつに回った内科医院ではどこも閑散としていて、診察時間にもかかわらず玄関のたたきに来院患者のはき物がひとつもないというところが多かったのです。開業直後はわたしの医院も同様で、二日たっても三日たってもひとりの患者さんも現れない。とうとう一週間が来院患者ゼロのまま過ぎました。

しかし、二か月もしないうちに患者がぞくぞくと押しかけるようになり、待合室をふやさなくては間に合わないほどになった。やがて個人開業医では東京一の流行医といわれるようになり、忙しさのあまり病気にまでかかってしまったわけですが、もちろんそれは景気がよくなったからではありません。

ほかの医院は相変わらず閑散としていました。なぜわたしの医院だけが盛況だったのか。これにはふたつ理由が考えられます。

ひとつは、当時わたしは大学で学んだ西洋医学に加えて、生命線療法と名づけた「手当て」による独自の治療法も患者さんにほどこしていた。そのためよその病院よりもいちじるしい治療効果を上げていた。要するにわたしの病院へ来れば、ほかでは治らない病気も治ったのです。それが理由のひとつ。

もうひとつがいうまでもなく想念の力です。わたしには開業する前から、わたしの医院はかならず繁栄するという絶対の信念がありました。

「よその医者がやらない素晴らしい治療法をやっている。よく治るのだから、かならず患者さんも来る」

「かならず治す。治すのが当たり前である。なぜならそれがわたしの天職であり、天から与えられた使命だからだ」

そう心から信じて、妻にも断言していました。そして患者さんには親切第一をモットーにして、そのことを助手や従業員に徹底させていました。

たとえば診察料。お金を払える人も払えない人にも絶対に差別をつけるな、同じ対応、同じあつかいをしなさいといい聞かせていました。こちらから請求書を出すことはしない。患者さんから要求があった場合のみに請求する。したがって診察料を払えない人からはお金をとらない。払えるときがきたら払ってもらうようにしたのです。

一時は、払う金額は患者さんの「心のままに」とお布施スタイルにしたこともありましたが、これはかえって、「あの人はお金をもっているのに、先生の親切をいいことにわざと払わない」と患者さんのほうから不満が出て、とりやめにしました。しかし請求書をこちらから出さない主義はずっと守りました。それも、これは自分の天命だという信念の裏打ちがあったからできたことだと思います。

また薬を調合するときもただ漫然としてはいけないと調剤員に教えました。当時、薬の調合には乳鉢に薬を入れてすり合わせる方法をとっていましたが、「この薬を飲んだ患者さんの病気が治りますように」「かならず快方に向かいますように」と一生懸命祈りながら乳棒を回すよう指導していたのです。痛み止めを調合しているときなら、この薬がよく効いて患者さんの痛みがやわらぐように……そう具体的に願いながら調剤させたのです。

つまり薬ひとつにも思いをこめ、「心の墨塗り」を行って想念のパワーをすりこんでいた。その「思う力」のあるなしで病気の治り方が違ってくることにわたしは当時から気づいていたのです。想念のこもった薬は事務的、機械的に調合したそれよりはるかに効き目が大きい。想念の力は薬という物質にも作用して、その機能を高めることを知っていた。医院が盛況になったのは、そうした確固とした信念、強い想念の成果にほかなりません。

だから開業一週間、ひとりの患者さんも現れなかったときもわたしは少しもあせりませんでした。泰然とかまえ、がらんとした診察室でひとり椅子に掛け、静かに目をつぶって、「玄関にはき物がいっぱいに並び、待合室には患者さんがあふれている」情景をよくイメージしたものです。強固な信念と想念によって、そのイメージはすぐに現実のものとなったわけです。

❖強く思い描けば、そのとおりになる

想念の目的対象が「すでにそうなっている」、すでに成功している情景をイメージする

ことは、その相手に対しても心の墨塗りを行うことになり、無限力の活用におおいに役立ってくれます。その事例をもうひとつ紹介しておきましょう。

わたしがいま住んでいるマンションはいろいろな面でまことに快適で、老後をゆっくりと過ごすのにこれ以上の場所はないと感謝しているが、以前、些細なことがきっかけで住人の間に深刻なトラブルが起こったことがあります。

くわしい説明は避けますが、住人が二分されて対立し、管理会社の人が仲裁に立ってもいっこうに紛争は収まらない。しだいにマンション内の雰囲気も悪くなり、管理人をはじめ住人の間にもいたたまれずに出ていく人が出はじめました。

「あのマンションは設備も立派でケアも行き届いているのに、住人はケンカばかりしている」——そんな周囲の声も耳に入ってきます。心ある人たちがあれこれ対策を講じたが、うまくいかず、結局、全住人、全メンバーを会員とした親睦会をつくって少しずつ和睦をはかることになり、その会長をわたしにやれといってきました。

それまで争いには中立の立場をとり、最年長者でもあることからわたしに白羽の矢が立ったのだと思いますが、最初は固辞していたものの、どうしてもということなので、ついには引き受けることにしました。ところが驚いたことに、その翌朝にはすでにメールボックスにいやがらせの手紙が入っている。誹謗中傷の噂も館内に広まっている。あきれもし、事態はここまで深刻なのかとも感じましたが、これがためにかえってわたしの決意は強まりました。

正式に会長に選出された場で、わたしはみんなにふたつだけ注文を出しました。自分たちの力でこのマンションに平和をもたらすという固い決意をもつこと。人に対しては親切にすること。それ以外には何もいいませんでした。その後、対立する両方が間をおかずにわたしのところへやってきて、それぞれ自分たちの正しさを主張する。その話が十分もしないうちにすぐに館内に広まる。

廊下でだれかと立ち話をすると、部屋に帰りつかないうちに反対側の人がやってきて「実はこうなんですよ」と吹きこんでいく。その行動の素早いこと、熱心なこと――しかしわたしは両方のいいぶんをよく聞いたが、どちらがいい悪いという判断はしなかったし、口に出すこともいっさいしませんでした。具体的に調停に動くこともなかった。

両方の板ばさみになって悩んだり、困ったりしている人の相談に対しても、もうしばらくの辛抱です、やがてかならずよくなりますからとだけ答えていました。相変わらず、郵便受けにはへんな手紙やら訴えやらが入れられ、部屋のドアの隙間に紙片がさしこまれていたこともありました。

事態はこじれるいっぽうのようでしたが、わたしのやったことは先の二点をくり返すことと、それから夜、神前に座って正心調息法を行う際に「この内紛は収まった、収まった」と強い想念を発することだけでした。そして住人のみんなが和気あいあいとダンスに興じ、サロンで仲よく談笑している光景などを次々にイメージしていった。

内紛が収まり平和になったイメージを想念することのほかには、あれをしよう、これをしたらどうかという具体策はまったく考えなかったのです。なぜなら、わたしの思いはすでに幽子のレベルでは実現されており、それがこの物質の世界で現実になるかどうかは、わたしを媒介にして宇宙無限力が力を貸してくれるかどうかにかかっているからです。わたしにはその自信がありました。

❖イメージしたことが別の場所で実現する

数日して、しばらく旅行に出ていた隣室の住人が帰ってくるや、わたしにこういいました。

「マンションの雰囲気が変わりましたね。みんななんとなく穏やかで、親切な感じがしますよ」

そうして一か月もたたないうちに騒ぎはだいぶ鎮静化し、二、三か月後にはすっかり対立は解けて平穏になり、イメージしたとおり喫茶コーナーで住人が談笑したり、さまざまな行事をともに楽しむ姿が見られるようになったのです。

この話をすると、「まるで花咲か爺さんだな」という反応をする人もいるが、案外そんなものかもしれません。目標の姿をただイメージするだけでなんの工作もしないのに枯れ木に花が咲くこともあれば、マンションの内紛も収まってしまうことがたしかにあるのです。なぜなら宇宙の無限力がそこにはたらくからです。

自分が想念のレンズになり、成功のイメージを念ずることで目的対象にも心の墨を塗る。パワーを放射する。それによって無限力のピントがきちんと合い、願いが実現されるのです。

想念の力は物理的距離も超えます。物質はその限りでは三次元世界の制約から抜けられませんが、四次元の心の世界では、思ったことは瞬時にかなうわけですから、A地点においてB地点で起これと願望したことは、空間や距離の制約を受けないでB地点で成立します。いわゆるテレポーテーションも無限力によって可能になるのです。

それについては次のような例があります。二年ほど前のある早朝、東京に住む弟から電話がありました。腰から背中にかけて痛くて一晩中眠れなかった。寝返りを打つことも、起き上がることもできない。自分で正心調息法をやってみたが（弟もやっている）はかばかしい効果がない。兄さん、治してください――そういう電話です。

弟はわたしと九歳違いの八十七歳。戦後ずっと九州大学で林業を政治や経済面から研究する林政学を教えており、定年退官後も東京農大や政府関係の委員会や研究所などに籍を置いていました。九大時代から、ときどき上京してわたしのもとを訪ね、ふたりでよく心霊科学の研究をしたり、交霊会を主催したりしたものでした。請われて以前から縁の深かった日本心霊科学協会という団体の理事長をしています。

弟は以前から、わずかな腰痛もちではありましたが、それほどひどい痛みははじめてだと電話口で訴えます。悪いことに、その日は同協会の設立五十周年の記念行事があり、理事長として多くの人々に表彰状を手渡す大事な仕事が控えている。だからどうしても休めない、わたしの想念の力を送って治してくれという依頼です。

困ったことがあったらいってくれ、いつでも力になるからと、わたしは弟に常々いっており、念を送られるのはわたしと彼の間の黙契ともなっていますから、「よし、それじゃ二十分ばかりそのまま寝ていてくれ」と請け合って受話器を置きました。

さっそく正心調息法を行いながら想念を送り、弟が起き上がり、颯爽と歩く姿や壇上で賞状を手渡す姿をイメージしました。二十分くらいでひととおり終わり、こちらから電話をかけて、「いま終わった、もう起きてもいいぞ」といいました。

すぐに痛みが去ったわけではなかったようですが、弟はそれから起き上がり、その日一日を無事予定どおりに行事をこなすことができたそうです。

❖想念の伝わる速さは光速をも超えている

また弟の妻もよくわたしを頼ってくれて、ときどき電話がかかってきます。この間も、お墓を購入しようとあちこち坂道などを歩いたら、翌朝、腰からひざのあたりが痛くてなかなか起きられない、弟が患部に手を当てて念を送ってみたものの、あまり効果が上がらない。面倒だがお兄さん、お願いしますという内容です。

義妹は八十歳を超えたばかりだが、女性特有の骨のもろくなる骨粗鬆症にかかり、ひざの痛みが慢性的になっているようなのです。わたしは同様に正心調息法を行いながら、想念を送りました。すると五分もしないうちに患部がスーッと軽く楽になり、その後は支障なく行動できるようになったといいます。

弟と義妹は日ごろから、正心調息法を実践していますが、それでも治らない体の不調や願いごとがある場合には、「お兄さん、お願いします」とあえてこちらには知らせず、向こうの想念だけでわたしの力を頼ることがよくあるといいます。

したがってふだんから、わたしの想念が伝わりやすい、心の墨塗りをしやすい状態にあるといえますが、わたしが集束した無限力を彼らに向けて放射する、このとき距離や空間はまったく障害にはなりません。相手が沖縄にいようが、ニューヨークにいようが、無限力を活用すれば「こっちで願ったこともあっちですぐにかなう」のです。

ですから、ここでみなさんに知っておいてほしいのは、想念の伝わる速さは光よりもずっと速いということ、そして距離もはるかに遠くにまで届くということです。

さきほど、気によって水の性質が変わる実験の例を少し紹介しましたが、同じ実験で気がやはり距離を超えることが確かめられたといいます。すなわち中国の北京に水を用意し、気功師が東京から気を送った（遠隔念力）ときも、水の電気伝導率は変化した。むしろ変化の度合いはこっちのほうが大きかったという結果が出たというのです。

むろん厳密な科学的管理のもとで行われた実験で、これによっても想念の力は距離に関係ないことが実証できたといえましょう。もっともわたしや弟の事例もふくめて、これらのことは現代の科学の枠組みの中では説明できることではありません。三次元のレベルでは「ありえない」ことなのです。

でも気や想念が一種の波動として、音波や電波と同様の伝わり方をすると考えれば、遠くにある物や人間に影響を与えてもけっして不思議ではありません。何千キロも離れているある人のことをじっと考えることで、その当人に予感や胸騒ぎのような形で思いを伝えることは、わたしたちの三次元の生活でもよくあることなのです。

❖母親の強い思いが娘の手術を成功に導いた

想念が時空を超えて作用するというのをとてもよく表している事例を、もうひとつご紹介しましょう。ちょうどこの本の原稿を書いている最中に、千葉県に住むIさんから送られてきたお手紙です。

「他家に嫁いだ娘の病気で貴重な体験をさせていただきました。去年の十一月のこと突然娘から電話があり、『頸椎神経に腫瘍ができて歩行が不自由になり大学病院で手術することになった』と聞かされたときは目の前がまっ暗になり、何がなんだかただオロオロしながら、親として何ができるか、何をしてやれるかを夢中で考えました。このようなとき、けっして人間は理性的ではいられません。そんなわたしのなかの奥深いところの潜在意識が漠然と何かの瞬間よみがえって、これだ！　と思いました。これだ！　とひらめいたのが正心調息法だったのです」

ちょうど、そのときIさんの旦那さんが、友人からわたしと正心調息法のことを聞いていたそうです。その友人からのすすめもあって、Iさんはご夫婦で、わたしの正心調息法を広める活動をしている「真和界」を訪ね、そこの柿内さんご夫婦の励ましもあって正心調息法を始めました。しかし、最初は猜疑心にかられて、だれかに頼らずにはいられなかったといいます。

旦那さんの友人は「嫁に出した他家の子でも根は深いところでつながっている。母子の絆はだれよりも強い」とIさんを励ましました。Iさんは、真剣にやるだけのことをやって、あとは神様にゆだねよう、天にまかせようと決心したそうです。手紙にはこう書かれています。

「その瞬間、心が軽くなり調息法も、もっと静かな深いものに変わり、大きくゆっくりと呼吸しながらするようになりました」

娘さんの神経腫瘍はレントゲンで見ると、頸動脈にからんでおり、たいへん危険な状態だったそうです。それでも、Iさんは「宇宙の無限の力によって手術は大成功した」と念じつづけた。いざ手術をしてみると、たしかに腫瘍は頸動脈にからんでいたが、はがれていたということです。これには医師もたいへん驚いたそうです。手術もすぐにすんで、四か月の入院の予定が二か月で退院できたということです。

手紙は次のように締めくくっています。

「宇宙の無限力は、人間に生きる力を与え、癒し、幸せに導きます。苦しいときの神頼みではいけません。日々の糧として精進し、ご縁をいただいた塩谷先生、柿内さん夫妻、N様（旦那さんの友人）、病院の先生皆様に心より感謝申し上げます」

Iさんの娘さんを救ったのは、宇宙の無限の力であり、空間を超えたIさんの想念の力でした。強く純粋に念じたことは、強烈なエネルギーとなって、時空を超えて作用するのです。

想念がエネルギーと化して、距離を超えていくことはこのエピソードからも明らかです。ましてそこに宇宙の無限力を想定すれば、遠方の生物や物質に意識を伝えたり、A地点の思いをB地点で現実化することはいとも簡単なことなのです。

❖完了形で強くイメージすることが大切

わたしはあらゆる宗教に対して一定の距離をおいており、特定のものに肩入れするようなことはまったくありませんが、歴史に名を残す宗教家にはやはり尊敬に値する偉大な人物が多く、彼らは物事の本質に届く、鋭い洞察や言葉をたくさん示しているのを知っています。

たとえばキリスト。キリストは言葉や想念のもつ力に気づき、その効用の大きさを熟知していた数少ない宗教家のひとりだと考えています。一例をあげれば、新約聖書のヨハネによる福音書の冒頭には有名な章句が書かれています。

「初めに言葉あり、言葉は神とともにあり、言葉は神なりき。この言葉は初めに神とともにあり、よろづのものこれによりて成り、成りたるものに一つとしてこれによらで成りたるはなし」

これは言葉や想念の大きな力を明示する教えといえましょう。言葉こそが神そのものであり、万物は言葉によってつくられている、言葉以外でつくられたものは何ひとつない――こういいきっています。言葉は思いが表現された形であり、それはすべてのものを生み出し、形成する原初の成因にほかならない。強い言葉や想念が万物をつくり出すのだ、といっているのです。

もうひとつ、キリストは次のような言葉も残しています。「なんじら神に祈るときは、その祈りはかなえられたりと思え」。これはとりわけ素晴らしい言葉だとわたしには思えます。つまり、祈った時点ですでにその祈りはかなえられているというのです。願ったことは、願ったがゆえにすでに願ったときに成就するのだ、キリストはそう諭しています。

その祈りや願いを神が聞き届けたからかなうのではありません。人間がそう強く願ったからかなうのだ――これはなんべんも吟味してもらいたい深い叡知を含んだ言葉です。

~してもらいたい、~できますように、わたしたちは通常そう願い、そのとおりになった場合には、ああ願いがかなったのだ、神が願いを聞き届けてくれたのだと考えます。しかしこれだけでは神と人間の関係が一種の取引関係になってしまいます。願いへの報酬として神が与えてくれた、というような。

キリストはおそらくこの取引関係をいましめたのでしょう。神の力（わたしの言葉でいえば宇宙無限力）はそんなギブ・アンド・テイクのうえに成立し、「ごほうび」みたいに表されるようなちっぽけなものではない。それはすぐにギブされるのです。祈りは即かなえられ、願いは瞬時に現実化する。その力を神（宇宙無限力）が有しているからです。

だがその条件として、完了形で「すでにそうなっている」情景を強くイメージすることが大切です。あるいは、そのことはもうかなえられたと断定することが大切なのです。その断定や完了形の認識によって、強い念が発せられ、幽子のレベルで願いがかない、さらに強く念ずることで宇宙無限力をレンズのように集め、三次元の物質世界にも願いが実体化するからです。

難病を治すときに、「治してください」や「治りますように」というのではダメ。ビジネスを成功させたいときに、「成功しますように」「成功させてください」ではダメ。「治った、成功した」と断じてしまうことが肝心です。単なる願いや祈りよりも断言のほうがそこにこめられた想念ははるかに強いものであり、実現性がグンと高くなるからです。

目標がとてつもなく大きい場合、祈りが現実世界でかなうことはそう多くありません。

このことは世界の平和を祈る人は数多くいるのに、いっこうに地球上から争いごとがなくならないことからもわかるでしょう。ただ多くの人が祈るだけでなく、「世界平和はすでになった」と断言し、そのイメージを強く念じれば、世界平和は実現するのです。

わたしはそれを「大断言」と称して現在、周囲の人に提唱し、また読者のみなさんにも実行してもらいたいと考えていますが、それについては第5章でくわしく述べます。

❖神も仏もあるから悪いことも起こる

結局のところ、想念を現実化させるのはその思いが強いか弱いかという問題に収斂（しゅうれん）されていきます。想念の強弱が願望実現の成否を分けるのであって、その願望の内容は関係ありません。したがって負の想念や悪い想念もその念が強ければかないます。

しばしば悪が栄えるのは、それをなす人の思いが、よいことをなそうとする人の思いより切実で強烈だからです。あいつのせいで仕事に失敗した、あいつなんかケガでもすればいいんだ。あいつさえいなければおれの成功は間違いない、病気にかかって倒れてしまえ。どんなことをしても大金がほしい……。こういう恨みや嫉妬（しっと）、怨念（おんねん）のような「よこしまな」マイナス願望も強烈に願望すればかなってしまうのです。

これについて、わたしはこう解釈しています。神は、すなわち宇宙無限力は、人間を人間としてつくった。神の操り人形としてはこしらえなかった。

だから人間に自由意思というものを与えた。人間がみずからの意思や判断で思い、行動し、その責任をとるようになさしめた。だから自由意思で悪を選択すれば、それもかなうようになっているのです。

神の力をもってすれば、人間を神の考えるようにしか行動できないようこしらえることは容易だったでしょう。いいことしかしない、悪いことは絶対しない、人間をそのようにつくることなど簡単だったでしょう。しかし、それでは人間はロボットになってしまう。人間を人間たらしめるのは自由意思なのです。

だから自分の意思で物事をよくもできれば、悪くもできる。善行も行えば悪行もする。プラスの想念も発すれば、邪気も発する。自分の意思で自由にやれる、正邪、善悪どちらの行為も自分で選べるように、神は人間を創造したのです。

世の中には悪いことばかり起こる、まったく神も仏もない――そうではないのです。神も仏もあるから、悪いことも起こるのです。それが人間の自由意思にまかされているからです。

したがって強く願えば悪いことも、否定的な感情もすべて現実化されます。ただし——その責任もまた人間はおのれで引き受けなくてはなりません。悪いことをすれば、そのぶんわたしたちは悪い因をつくることになります。この因はどこかでかならず果となって、自分の身にふりかかってくるのです。

悪い念でだれかにダメージを与えたり、足を引っ張ったら、それと同様の、あるいはそれ以上の災難や災いがめぐってくるのです。いわゆる因果応報です。人を呪わば穴ふたつということわざは正しいのです。そして恩は倍返しだが、悪い報いは三倍返しなのです。だから悪い想念も強く願えばかなうが、それによってさらに悪い事態を引き寄せてしまう。長い目で見れば、悪徳や想念の悪用はマイナスの帳尻しかもたらさないのです。

よって悪いことはすべきでない、という修身くさい教訓をここで安易に述べるつもりはありませんが、因果応報のサイクルによって、悪いことをした人間もあくまでその自由意思のもとでよい方向へ目覚めさせる。そういう機会を、神は人間のちっぽけな心のサイズではとても測りきれない大きな意思によって、人間に与えてくれているといえます。

❖生まれつきの性格や体質も変えられる

遺伝子工学がいま注目を集めていますが、ＤＮＡの存在とはつまり、生物は一種の決定論のもとにあることを示しています。たとえばガンや糖尿病などの病気はなりやすい家系があり、それは細胞内の遺伝子が先天的に決定していることで、後天的にそれを変えることはむずかしいという考え方です。換言すれば「生まれつきはなかなか変えられない」ということです。

しかしわたしは「生まれつきは変えられる」と考えています。正心調息法によって宇宙無限力を体内にとりこむことで遺伝子に干渉し、生まれつき与えられている遺伝情報をよい方向へ変えることが可能だと考えているのです。遺伝子の組みかえまでは無理かもしれません。でも病気になりやすいといった生来のマイナス傾向をプラスへ転換することはできるはずです。

正心調息法で新鮮な酸素を体の奥まで深々と吸収すれば、体細胞がすべて活性化される。細胞が活性化されれば、細胞内の核に存在するＤＮＡにもよい影響が与えられ、生命体にとって悪い情報は縮小させ、よい情報だけを強化していく。あるいは未使用の情報を目覚めさせ、いままで眠っていた能力を表面化することができる。これはけっして不可能なことではないでしょう。

また、その好影響は心の部分にまで及びます。生来の気質とか性格もまた宇宙無限力を遺伝子に干渉させることで変えることができるのです。父親ゆずりの小心な性格を物事にこだわらない寛大な性格に変える、そういうことも可能なはずです。つまり肉体面のみならず精神面での弱さやもろさも遺伝子レベルから改革することができます。

体や心の傾向を変えられる——これは自分の運命も変えられるということでもあります。肉体や精神のあり方が変わるということは運命決定の前提条件が変わることですから、当然、運不運の表れ方も変わってくるのです。そして遺伝や運命のくびきにとらわれなければ、人間はさらに大きな成長が可能になります。

「成長」はすべてのものの本然です。なぜなら万物は神がつくったものだからです。神がつくったもので成長しないようにできていたり、マイナスの方向に進んでいくものは何ひとつありません。神が、すなわち宇宙無限力が、人間をはじめ万物を成長するように、よい方向へ進化するようにつくってくれているのです。

ソクラテスは人間は本来的に「善さ」を求めて生きる存在であるとして、それを「宇宙の根源の理法」と考えました。まさにこの哲学者のいうとおりで、前向きや成長志向は万物の根源をなす理(ことわり)であり、あえてプラス思考などを心がけなくても人間はもともと前向きにできている。宇宙無限力が「そうであれ」「かくあるべし」とつくっているからです。

人がおうおうにしてマイナス思考をしたり否定的な感情にとらわれるのは、心身の健康に宇宙無限力を十分に生かせないでいるためです。正心調息法の実践によってこの偉大な力を活用すれば、人間は本来の能力をすぐさま発揮し、前向きな姿勢で生き、きわめて自然に善行を積むようになります。

宇宙万物を動かしている力や理というのは善です。宇宙はプラス思考をしています。宇宙は誕生以降、たえまなく膨張しているといわれていますが、これは時々刻々、成長しているとも考えられる。成長が万物の本然であるのだから、人間も遺伝子の制約を受けず、生まれつきを変え、大きく成長することができるのです。

❖創造主が描いた「完全形」へと人間は進化する

神はおそらく、理想の人間像を最初に描き、その完全な形＝最終目標に向けて成長していくようにわたしたちをつくったのでしょう。わたしたちは神の創造した完全形に向けて成長するように、あらかじめつくられている。したがって人間の生きる歴史とは、その完全形へいたる長い長いプロセスともいえるかもしれません。

成長とはつまり永遠に続く過程のことでもあるからです。その完全形、創造主が描いた最終人間像がどんなものであるかは、当の成長途上にある人間にはわかりません。わたしたちは成長していくようにつくられているが、そのゴールがどこで、どんなところなのかは知らされていないし、知る由もないのです。

ちょうど、わたしたちが焼き物で茶碗（ちゃわん）をつくるときに、まず完成された形を頭の中に思い描き、それに向けて土をこねたり、形をこしらえたり、カマドで焼いたりして、しかるべきさまざまな手順を踏んでいきます。このときつくる人間には最終形が思い描けていても、当の茶碗には自分がどんな形になるのか、次のプロセスがどんなものであるかがまったくわからない。それに似ています。

ちなみにわたしの考えでは、肉体に関しては現在の姿や機能が創造主の描いた目標像に近づいているのではないかと思います。ただし精神や魂、霊的な面ではまだまだ幼児以下、完全形に向けてまだ歩みはじめたばかりの段階だと思います。

人間は永遠に成長していく動物だ、そういうと一見ダーウィンの進化論のように聞こえるかもしれません。しかしそれとは全然違います。

生物は自然淘汰による適者生存の原理のもとに下等生物から発展してきた――これが進化論の要諦ですが、いまいったように、創造主は「かくあるべし」と完全形を思い描き、人間を人間としてはじめからつくっているのです。適者生存の法則にしたがって進化し、いまの姿形になったのではありません。人間ははじめから人間でした。

ただ、人間は生物のなかでももっとも高等な存在であるから、いわばそのリーダーとして、単細胞生物から高等生物までさまざまな生物の「生活」を知っておく必要があると創造主は考えたのでしょう。いろいろな生物が進化の過程においてつくり出した生態をさまざま経験させ、必要な知識や経験を積み重ねさせたすえに、いまの人間をつくった。

人間が母親の胎内で示す、魚をはじめとするいろいろな動物の形態は、その「歴史」を個体としてなぞっていると考えられます。個体発生は系統発生をくり返す、というわけです。したがって人間の遺伝子の中には、さまざまな生物時代の体験や記憶が記録されていると考えられるのです。

❖これら三つの「正心」を心がけて生きよ

ここで前章でも少しふれた正心調息法における心の三つの使い方についてくわしく述べておきましょう。

①物事をすべて前向きに考える
②感謝の心を忘れない
③愚痴をこぼさない

これはもともと前向き、成長志向でできているわたしたちの本質を、その本然どおりに発現させるために有効な心のはたらかせ方でもあります。もちろん正しい心の使い方はこの三つに限りません。このほかにもたくさんありますが、日常生活のなかでだれにもわかりやすく実践しやすい心がけとして、とくにこの三つを強調しているものです。

①の「物事をすべて前向きに考える」ということですが、ポジティブシンキングの重要性については近ごろさかんにいわれていますから、ここでわたしがくり返すまでもないでしょう。物事をよい方向へ考える効果は、体の免疫力を高めるなど体の健康にまで及んでいることがわかってきています。つまりそれは生き方の問題にとどまらず、心身両面の健

全さを保持するうえできわめて大切な要素なのです。

自分に与えられた条件、目の前にひらけた状況に対して常に肯定的、積極的なとらえ方をすること。たとえば病気をした場合、仕事ができなくなったり、金銭的な負担が発生したりというマイナス部分は出てきます。しかし物事にはかならず二面性があって、病気をしたことで人の心のやさしさに気づいたり、他人の親切のありがたさが本当に理解できたりするプラス面もある。

だからどんなマイナス状況や経験でも、自分にとってよいほうへ展開するのだと肯定的に考えることが大切です。これは視野狭窄（きょうさく）に陥らず、物事を広い視野でとらえることにも通じます。

また、どちらを選ぼうかと二者択一を迫られた場合は、かならず積極策を選択することです。それによって行動も積極的になり、よって成功する確率は高くなる。たとえ失敗したときでも、そこから教訓を得るなど将来への種子を獲得することができるのです。いってみれば「反省しても後悔はしない」姿勢が大切といえます。

②の「感謝の心を忘れない」――ありがたいという気持ちをいつも抱いていることです。前にも書きましたが、心というのは波動であり、こちらが発している波長に見合った

出来事が人間には起こります。よい波長を出している人にはよいことが起こるのです。したがって、いつも感謝の念を心にもっていると、感謝せざるをえないことが次々と生起してきます。

特別な感謝の対象は必要ありません。ただ、ありがたい、何に対してもありがたいと感謝する気持ちが大切です。ありがたいと思えるようなことは身の回りに何ひとつない、そういう人もいるかもしれない。しかし考えてみれば、人間が毎日、無事平穏に生活を送っていることだけでもたいへんありがたいことなのです。

わたしたちはけっして自分の力だけで生きているのではありません。家族や周囲の人の助けや好意、自然からの恩恵、そして目には見えない宇宙の無限力の営みと叡知――それらによってわたしたちは「生かされている」のです。したがってほかに何もなくても、わたしたちの生が維持されている、そのこと自体に感謝する必要があります。

自分の生をはじめ、生起するすべてについて、それを自分を生かす必要物と考え、「ああ、ありがたい」と感謝するか、それとも、そんなものはすべて偶然の連続であり、感謝に値するものではないと考えるか。この心がけの相違だけによっても人生の色合いはずいぶん異なってくるものです。

❖「ふりをする」ことから始めてもよい

③の「愚痴をこぼさない」ということですが、これは②と反対で、愚痴をこぼせば、そこにまつわる否定的な感情や負性の心のありようが波動となって発せられ、結局、次の愚痴をこぼしたくなるような事態を招いてしまうことになる。ああ困った、いやだなあ、できっこない、ムダだ、苦しい、面倒くさい……こういう感情が困ったことやいやなこと、苦しいこと、面倒くさいことを呼び寄せるのです。

悲しいから涙を流す。わたしたちは簡単にそう思いこんでいますが、これは実は逆の面が強い。つまり悲しいから泣くのでなく、泣くから悲しくなるのです。人から腹の立つことをいわれたときに、黙って受け流せばなんということもないのに、ひと言「なにを！」と買い言葉を発してしまうと、怒りの火に油を注ぐ結果になる。

愚痴を避ける、愚痴を抑える心がけを日常のなかで行うことが肝心です。ただし心に閉じこめてクヨクヨ考えるよりは、口に出してしまったほうがせいせいして、気持ちが軽くなることはあります。

だから、どうしても愚痴をこぼしたくなったら、うじうじと陰気にこぼすのでなく、朗らかに大きな声で笑いとばすような調子でいうのがいい。そして一度吐き出してしまったら、あとはそれっきり忘れてしまうこと。

そういう心の切りかえが大切です。

またこうした正しい心の使い方をしたくとも、なかなかうまくいかない場合には、「そのふりをする」ことから始めてみるのも効果があります。

たとえば、あまり感謝する気持ちがわかないときでも、演技や口先だけでもいいから「ああ、ありがたい。感謝します」などと、少し大げさでいいからニコニコ笑いながらいってみるのです。他人に親切にする気が起こらない場合でも、よし、ひとつやってみようと自分をあえてけしかけて、〝小さな親切、大きなお世話〟でもいいから、実際に行為に移してみるといい。

こうした演技をくり返すうちに、しだいにそれが癖や習慣化してくる。そういう傾向や素地が心の中に形成されていき、やがてそれが本質となっていくからです。「かのごとく」振る舞ううちに性格や行動もそれらしく変わり、だんだん心の波長がそのふりに同調して、そのよい波長に合うような出来事が起こるようになってくるものだからです。

昇進前には、とても部長など務まるまいと思われていた人でも、そのポストについてみると能力も外見も部長らしく変わっていったというケースもめずらしいことではありません。地位や環境が彼をそれらしく変えていくからです。様式が中身をつくるのは人間にはよくあることです。

だから金持ちになりたければ金持ちのつもりで振る舞う。実力があるのにいまひとつ伸びないでいる人なら、自信たっぷりに行動してみる。こういう演技の効果は、わたしたちが考えている以上に大きいものです。仮面といえども、かぶりつづけているうちに素顔になることがあるのです。

といってわたしは、表向きだけを取り繕うことをすすめているのではありません。かのごとく振る舞っているうちに、顔つきから気持ちのあり方までがそれらしくなり、やがて本物の波長が出せるようになる、そういう効果がたしかにあるのです。

最初はまったくそんな力がなくても、まねをするうちに、しだいに力がついて本物に近づいていくことはよくあることです。同じように、そのふりをすることがそうなることへの第一歩となるのです。前述したように人間は本来、成長するようにできている動物だからです。

まず「ふり」からでもいいから、以上、三つの正しい心の使い方を日常生活のなかで実践してみてください。さらには「おれは感謝の心のわく人間になった」「いつも前向きに積極的に生きるようになった」と自分自身に向けて強い想念を送ってみてください。するとかならず宇宙無限力の偉大なパワーがそれに味方して、だれもが正しい心の使い方ができる人間になれるはずです。

第3章

呼吸法で全身細胞がよみがえる

自分のことを自分でするのが本当の幸せ

わたしの住む老人マンションには、第一の人生をリタイアしたたくさんの高齢者が暮らしていますが、そのみんなに共通する願いがふたつあります。

ひとつは、長く病んで寝たきりにならないこと。ふたつ目は楽に死にたいということです。それはみずからの最期についての老人の〝悲しき願い〟でもあります。

「楽にポックリいけるんなら、明日死んでもいい」

こういう人が少なくない。だから、長患いで周囲に厄介をかけることもなく、死の苦しみもさほど覚えることなく、すんなり彼岸へ渡ることのできた人に対しては、だれもお悔やみなどいいません。ああ、うらやましい、わたしもあやかりたい――みんな口をそろえてそんな羨望(せんぼう)の言葉をもらします。これはいま、晩年を生きている老人たちのいつわりない実感なのです。

日本は目下、世界一の最長寿国です。たしかにめでたいことですが、半面、老人がじゃま者あつかいされ、長生きや長寿がまるで社会的マイナスのように語られることも少なくありません。たとえば高齢者人口がふえるにつれて、寝たきり老人の介護のたいへんさや年金システムの崩壊など、いろいろな問題がしきりに取りざたされるようになりました。年寄りがふえすぎて、このままいけば年金制度はパンクする、痴呆や寝たきり老人をかかえた家族の疲弊や悲劇も跡をたたない……そんなニュースがマスコミを騒がすようにもなってきました。

それで、おれたちは社会や家族のお荷物なのかと肩身のせまい思いをしているお年寄りも多い。こんなことなら長生きなんかするんじゃなかった、そう嘆息する爺さん婆さんも少なくありません。安楽にポックリいきたい……という老人の呟きは、だれの手もわずらわせることなく、生涯を静かに閉じたいという切なる願いの反映でもあるのです。

人間にとって、幸せというものは「自分のことは自分でできる」——つまり自立を前提にもたらされるものでしょう。もし下の世話まで人まかせにしなければならなくなったら、頭も肉体のはたらきも衰えて、他人の介護なしでは生きていけなくなったら、わたしたちの尊厳は少なからず損なわれてしまいます。

そんなマイナス状態では、かりに長寿を保ったとしても、人間はけっして幸せにはなれません。そして死の恐怖よりも、そういう痴呆や寝たきり、つまり人間としての自立性や尊厳を失うことへの恐怖が、老人をして「ポックリいきたい」と呟かせているのです。

老人にとって幸せとは、心身ともに健康で、身の回りのことは人の手を借りずに自分でこなせること、これに尽きます。自立して、元気で、生きがいをもって暮らすこと。それが老人の最上の喜びなのです。福祉や介護の対象としてではなく、ひとりの自立した人間として毎日生活し、活動できることが、わたしたち老人の最大の願いなのです。

もし、こうした「自立老人」がどんどんふえれば寝たきりや痴呆老人の介護問題も解消するだろうし、国の年金や保険の問題も解決に向かうでしょう。さらには、老人が自分のことを自分でまかなうだけでなく、労働や福祉面などでも社会貢献ができれば（たとえば老人介護を老人が行うなど）、はたらく喜びや充実感も得られ、人生の楽しみはいっそう増していくでしょう。

本当の意味での老人大国とは、そうした自立老人が高齢者人口の大半を占めたときにこそ実現するものなのです。

❖宇宙を深く呼吸すれば健康度が増していく

それなら、そうした自立老人をふやす方法はあるのか。ほかならぬ正心調息法がその有効策のひとつであることは、この塩谷本人が〝生き証人〟であるといえましょう。

わたしは九十六歳のいまでも六十歳並みの体力と健康度を維持し、食事や排泄はもちろん自分ひとりでできるし、体のどこにも不調を感じていません。血圧も壮年時の数値を維持していますし、歯も自前、ゴルフの腕は少しは衰えましたが、まだ若い連中とプレーもできます。記憶力や頭のはたらきもしごく順調です。この先、少なくとも百歳までは元気な自立老人として健康長寿を保っていられるのは確実です。

それもすべて、この正心調息法を実践してきたおかげです。それは心身の健康だけでなく、毎日の生きがいや人生の充実感を老人たちにも与える、高齢社会対策にも効果を発揮する健康法なのです。

なぜ正心調息法が心身の健康力をもたらすか、そのメカニズムについては前にも少しふれました。簡単にいえば、それによって酸素を全身に満ちわたらせ、「宇宙を深く呼吸する」ことができるからです。腹式呼吸によって酸素を体内の深部までとり入れ、全身の細胞を活性化させることで免疫力や自然治癒力がおのずとアップし、体のあらゆる機能が向上して健康度が増すわけです。

人間の肉体を形づくる細胞は、ものすごいスピードで新陳代謝をくり返しています。

日々たくさんの細胞が老いて、死滅していくいっぽうで、すぐに新しい細胞が生まれ、活発にその新旧が入れかわっている。その細胞のひとつひとつの寿命が長ければ、肉体の寿命も長くなります。また、それぞれの細胞が寿命の間ずっと元気ではたらけば、その細胞からなる肉体も元気を保っていられるのは自明の理です。

すなわち細胞の健康はそのまま全身の健康であり、すべての病気はつきつめれば、細胞の機能不全や抵抗力の低下に原因が求められるのです。本来備わっているはずの細胞の機能が発揮されないとき、人は病気に陥るわけです。

それでは、その細胞の健康を保つものはなんなのかといえば、酸素です。酸素こそは細胞の機能にとって、もっとも大事な栄養分です。酸素がわたしたちの健康にどれほど大きな影響を与えるものであるかは、食べ物なら一週間、水なら三日ほど断っても人間は生きていられるのに、五分も呼吸を止めればたちどころに死んでしまうことからもわかるでしょう。酸素はわたしたちの生命力の根源となるものです。

したがって、いかに新鮮な酸素を効率よく体内にとり入れ、細胞のはたらきを活性化するかが、健康のカギを握っている。その酸素の摂取法としてもっともすぐれた方法が、わたしの編み出した正心調息法なのです。

それは酸素を最大効率で、だれにも簡単にとり入れられる独自の呼吸法です。摂取する酸素の量は通常の呼吸の五倍以上であり、肺の底まで酸素を満たすことで、軽自動車並みの摂取量を最高級車クラスに変えることができる——宇宙に満ちている無限力を深く吸いこみ、体内にも満たすことで、百病を除いてしまう強力無比の健康法といえましょう。

❖最高齢のわたしだけがなぜ高山病を免れたか

いまから二十年ほど前、七十四歳のとき。ある新聞社が主催したエベレストのトレッキングツアーに参加したことがあります。もっとも、応募した時点では高齢を理由に断られてしまいました。前年のツアーでは参加者がみんな高山病にかかってホテルで寝たきりになり、トレッキングどころではなかったという理由で、許可が出なかったのです。

体はいたって丈夫だからぜひ参加させてくれと粘ると、参加の許可を会議にかけてみようということになった。しめたと思い、家に戻ってから、わたしは正心調息法を行いつつ「今夜の会議でわたしの参加が許可になった、許可になった」と想念を発し、エベレストを前にして立っている自分の姿をイメージしました。おかげでOKが出ましたが、「ひとつ条件があります。若い健康な男性をひとり同行させてください。当地のシェルパは五〇キロ以上の〝荷物〟は背負わない決まりなのです」といわれました。

わたしの体重は当時六〇キロあった。だから自力で歩けなくなったときのため、シェルパがわりにわたしを背負ってくれる人間を随行させよというのです。文字どおり「お荷物あつかい」です。これには苦笑したが、あいにく適当な人間の心当たりがありません。なんとか単独での参加をお許し願いたい、そう三拝九拝して懇願し、やっと長年の夢であるエベレストへの旅の許可が出ました。

メンバー十六人はネパールの首都カトマンズへ到着。そこから宿泊ホテルまでは専用飛行機による移動でしたが、このとき窓外に展開された景観の素晴らしさはいまでも鮮明に記憶に残っています。わたしは出発前にさまざまな注意を受けていました。空港に着いたらなるべくしゃべらないこと、あちこち動き回らないことなどです――空港の標高は三八〇〇メートル、富士山頂くらいの高地です。空気が薄いので、体内の酸素の消費量を最小限に抑えるいっぽう、体を低酸素状態に順応させて高山病をふせぐための処置でした。

けれどもわたしはその注意を守らなかった。空港で知り合った白人女性と意気投合し、二番機が到着するまでの約二時間、注意をすっかり忘れて楽しく談笑し、大声で笑ったりしていたのです。そのうち二番機が到着したが、すでにふたりのメンバーが高山病にかかっていました。

このときパイロットがひとりの患者をさして「彼女はこのままカトマンズへ連れ戻す。わたしは帰りのフライトに死骸を乗せたくない」と厳しい口調でいいましたが、それが単なる脅しでないことはすぐにわかりました。ホテルに着くころには高山病の症状を訴える人がどんどんふえてきたのです。話を聞けば、高山病による酸欠状態であっけなく死ぬ人も少なくなく、そのたびにパイロットが遺体を運び下ろしているのだそうです。

さて翌朝、窓から見上げられるエベレストの山々の雄姿、その神々しさはわたしの想像をはるかに超えていました。神のふところに抱かれたようで涙がおのずと滲み、瞑目してわたしはこの雄大な自然を創造した宇宙の無限力に対して、自分が「生かされている」ことの礼をいいました。そうせざるをえない気に自然と導かれたのです。

❖現代人は息はしていても、呼吸をしていない

その翌日、朝食に食堂へ下りていくと、姿を見せないメンバーがいる。集まった連中も

頭痛をはじめ体の不調を訴えている。みんな高山病にやられてしまったのです。ところが例外がひとりだけいます。七十四歳の最高齢の爺さんであるわたしです。わたしはまったくなんの症状にも襲われず、元気に写真を撮りまくったり、調子の悪いメンバーの世話をしていたりしました。寝不足にもかかわらず体の隅々まで生気が充溢して、元気はつらつ。頭も澄みわたって、早くトレッキングに出かけたくてうずうずしていました。

結局、ひどく具合の悪い数人だけを残して、メンバーはトレッキングに出発。わたしも快適な山歩きを楽しみ、元気爽快に活動しました。ついにこの爺さんだけが高山病にかかることなくエベレストを後にしたのでした。

参加メンバーはわたしを除けば五十二歳が最年長で、二十～三十代が主流。わたしだけが突出した高齢者です。しかも空港では注意を守らず、おしゃべりに興じて体内の酸素をほかの人よりたくさん消費してしまっていた。それなのに、なぜわたしだけが元気でいられたのでしょうか。

簡単です。毎日の正心調息法の実践によって、わたしの体の酸素の貯蔵能力は人並みはずれてすぐれたものになっていたからです。体内の血液や細胞に酸素を摂取する能力、それを貯蔵する能力、ともに人よりかなり大きく、消費した以上の量の酸素が体内にタップり蓄えられていたのです。

高山病というのは周知のように、空気が薄い高地などで酸素の不足が原因で引き起こされる症状です。しかし酸素の乏しい状態にゆっくり体を慣れさせていけば、そうひどい症状に襲われることはありません。メンバーが全員、高山病にやられてしまったのは、カトマンズからホテルのある空港までいっきに飛行機で上昇したため、その急激な変化に体が順応するひまがなかったからです。

もちろんわたしもその飛行機に乗っていたのですが、わたしは機内でも正心調息法を行っていました。また、空港で会話しているときもできるだけ深く息を吸うことを心がけていました。したがってもともと酸素の蓄積能力が高いうえに、たえずその補給を怠らなかったことになる。わたしひとりだけが空気の薄い高地にあって、目には見えぬ天然の酸素ボンベを背負っていたようなものだったのです。

深い呼吸で酸素を十分、体内にとり入れる。それだけのことでただひとり、エベレストの高地において高山病にかかることなく、元気で活動できたのです。

息をすることくらいだれでもやっている。そういうかもしれません。しかし現代人は「息はしているが、呼吸をしていない」とわたしは考えています。現代人の呼吸は非常に浅く、表面的なものであるため、みんな慢性の酸欠状態に陥っている。そのため、いつも軽度の高山病にかかっているような状態にあると思うのです。

ためしに大きく深呼吸してみてください。どんな方法であっても、ふだんの呼吸にくらべて酸素の摂取量が格段に違うことは実感できるはずです。

つまり普通の呼吸法では、吸気による酸素摂取の効率が非常に悪く、わたしたちは常に軽い酸欠状態に陥っているのに等しいのです。したがって通常の呼吸では生命の維持はできても、体を積極的に健康にすることはむずかしいといえます。深呼吸の大切さがよくいわれるのはそのためなのです。

❖本当に深い呼吸をする秘訣とは

一般に行われている深呼吸や腹式呼吸を行っただけでは、健康によい本当の「大呼吸」はできない。その理由は大きく息を吸いこんでも、肺の底まで吸気が満ちることが少ないからです。

肺の形というのは釣り鐘状で、上がせまく下が広い袋のようになっています。したがって底のほうまで吸気を満たしてはじめて、肺による酸素の吸収、供給機能は十全に発揮されることになる。

しかし普通の呼吸や深呼吸、あるいは腹式呼吸においても肺の上部どまりで、肺底まで吸気に満たされることはほとんどありません。あえて意識して深呼吸を行っても、肩が上下するばかりで、いわゆる「肩で息をする」だけのことが多く、肺底まで空気が行き渡ることはない。正心調息法では底までしっかりと入っていくのです。

すなわち肺底まで息を入れるコツは横隔膜を下げることにありますが、ではどうやったら横隔膜は下がるのか。ヘソの下三センチくらいのところに「丹田」があるのはご存じでしょう。普通、丹田というと、おなかの表面部分をさすことが多いのですが、実はここに意識や力を集中しても、肺底まで空気が満ちることはありません。

丹田はもっと内側、つまり腹壁と背中の中間あたりにあり、体内のこの部分の空間に意識を集め、そのポイント目がけて空気を吸うようにするのです。そうすると自然に横隔膜が下がって、肺底まで空気が満たされるのです。

したがって正心調息法による呼吸なら、肺の機能がフルに発揮されて酸素の体内への摂取量はきわめて多くなり、また血液が体内から回収してきた二酸化炭素も十分に放出することができます。深く大きな呼吸をくり返すことによって、健康実現のためにもっとも重要な基本要素である酸素を体内に十分に供給、循環させて、全身に元気、鋭気、生気を横溢させることができるのです。

もうひとつ、正心調息法の長所があります。それは腸の血管のはたらきを活発にし、血行をスムーズにすることです。

人間の腹部には全長約七メートルという身長の四倍以上の長さの腸管が詰まっており、この腸の周囲を多くの血管がとりまいています。したがって腸には大量の血液が集まっていますが、構造からいって、血行が悪く鬱血状態になりやすい。血行が悪くなれば、血液中の酸素や栄養も全身に運ばれにくくなってしまいます。

腹式呼吸は下腹部（臍下丹田）に力をこめることで腹圧を高め、血行をよくする効果がありますが、単なる腹式呼吸では、前述のように吸気が肺の上部だけにとどまっているため、腹部に対する上からの圧力が小さいままです。

これが正心調息法によって肺底まで空気を満たすと、肺は大きく膨らんで、ポンプの圧力のように自然に、無理なく横隔膜を下げます。すると腹圧が高まって、滞っていた血液が勢いよく押し出されることになります。

そして血流がスムーズになれば、酸素をはじめ、腸から吸収されたタンパク質、炭水化物、ビタミンといった多くの栄養素の運搬もスムーズになり、全身の細胞に新鮮な酸素と十分な栄養が行き渡ることになるのです。

広く、大きく、深い呼吸によって酸素と栄養分の摂取、供給、蓄積能力をグンと高め、体細胞を活性化させる——それが正心調息法の肉体の健康面にもたらす最大の特徴なのです。

❖人間の体は大宇宙のミニチュア版

正心調息法のもうひとつの特徴は、第2章でくわしく述べたように「宇宙を深く呼吸する」ことです。それは酸素だけでなく、宇宙無限力を多量に体内に吸いこむ（集結する）ノウハウでもあるので、イメージや想念の力によって肉体の健康のみならず、心の健康や願望を実現することも可能になるのです。

人間の体内は宇宙の縮小版です。人の体はあの極大な宇宙の完全なミニチュアとしてつくられています。これは比喩（ひゆ）ではありません。わたしは宇宙を形成している要素と人間を形成している要素はまったく同じだと考えています。仮説にすぎませんが、それをわたしは「三相原理」と呼んでいます。

①宇宙には無限の力が存在している。宇宙力である

②宇宙には無限の叡知(えいち)が存在している。宇宙智である

③宇宙には万物の形成要素である超微粒子が満ちている。幽子である

これが宇宙の三相原理であり、宇宙智が宇宙力を使って、幽子を素材として全宇宙をつくった。わたしはそういう仮説を立てています。本書でいう宇宙無限力とはこの三つの原理を統合したもので、単に①の物事の生成エネルギーだけをさすものではありません。無限の知、力(エネルギー)、素材、この三つが兼ね備えられたものが「宇宙無限力」なのです。

いっぽう人間もまたこの三相の原理から成り立っている存在物です。すなわち、

①生殖力や免疫力など生命の維持、向上のエネルギーを備えている

②心や思考能力、精神という知を備えている

③細胞という健康の最小単位となる〝素材〟から形成されている。また、物を材料として形ある目的物をつくることができる

つまり宇宙と人間はその三相原理が相似形なのです。いや両者は共通している。したがって人体は宇宙のミニチュア版であり、その構造やはたらきも宇宙の縮小版としてつくられている。わたしたちは宇宙という偉大な存在、その意思や力の「小さな反映」と考えられるのです。

人間の体の仕組みやはたらきは宇宙原理をなぞっている――「部分は全体を反映している」ともいえましょう。最新の科学や医学をもってしても、まだ人体の構造や機能は謎だらけです。一例をあげれば、〝プラス思考ホルモン〟として話題になったβ（ベータ）エンドルフィンをはじめとする脳内ホルモンの存在もはたらきも、まだその研究は端緒についたばかりなのです。

それほど人体は複雑にできている。近代科学の「知」では到底解けないほど巧妙なはたらきをしている。なぜ人体にそのように深遠にして玄妙な営みが可能なのかといえば、それが宇宙原理のミニチュアとして創造されているからです。人体の複雑さは宇宙の複雑さと同じなのです。

そして正心調息法とは深く呼吸することによって、この宇宙の三相原理、三つのファクターをわたしたち人間の体内にも集束する効果をもちます。そうすることで宇宙の知と力をわたしたちの体内宇宙（細胞）に呼応、あるいは同調させるはたらきをするのです。正心調息法が、正常なものはより健康にし、弱っていたり衰えているものを正常な状態に戻す、いわば自然治癒力のはたらきを作動させたり強化させるのはそのためです。

人間の健康とは実は、体の健康だけで成立するものではありません。体だけは大きく丈夫であっても、ナイフで人を刺したり、賄賂(わいろ)を受け取っておきながら平然とシラをきるような人間に対して、わたしたちはけっして健康というイメージはもちえません。これは非常に正しい感受です。

体が健康でも心がゆがんでいたら、それは不健康なのです。わたしたちはそれを半ば生命の本能に近いレベルで知っています。本当の健康とは体、心、知の三相の健康がそろってはじめて達成できるものなのです。体力、精神力（気力）、知力、この三つの原理のどれが欠けても、人間は真の健康を手に入れることはできません。それがそのまま宇宙の原理だからです。

正心調息法は単なる呼吸法とは異なります。それは宇宙を呼吸することで、宇宙の原理にわたしたちの体、心、知の力を呼応させる方法です。その三つをバラバラにではなく、互いに関連させ共存させることで、本当の健康をもたらすのです。

大宇宙の原理に体内宇宙をシンクロさせることで、われわれの健康力、精神力をより高める方法――しかし、その宇宙力の活用をわたしは最初から思いついたわけではありません。さまざまな健康法や呼吸法を読み、けっして短くはない時間をかけて試行錯誤をあれこれとくり返してきた結果として、現在の正心調息法は完成されたものです。

❖病弱だったから独自の呼吸法を体得した

わたしはきわめて病弱な体でこの世に生を享けました。わたしを身ごもっていたときの母はつわりがひどく、口にできるものは柿だけだったといいます。その影響もあったのか、生まれてきた赤ん坊は「シワだらけの骨張ったかたまり」でした。

この子はとても育つまい、それが赤ん坊を見た人に共通の感想だったそうです。母の母乳もほとんど出ず、かろうじて生命の糸をつないでいるような状態。どうやらこうやら育ちはしたものの、幼少期から青年時代にかけては病気と縁が切れたことがなく、病弱はもって生まれたわたしの固有の運命でした。

それだけに、健康に対するわたしの〝飢え〟は人の二倍も三倍も強く、子供のころから体にいいといわれることはなんでもためしてみたものです。その健康への渇望感が医者の道を志す原因ともなったのですが、旧制中学の一年生、十四歳のときにわたしは「酸素」と、つまり呼吸健康法と出合ったのでした。

中学の先生から、腸チフス菌の発見者であり、後に文化勲章も受章した二木謙三博士が提唱した「二木式腹式呼吸法」を教わったのです。この腹式呼吸法を熱心に実践することで、わたしはその後、めきめきと健康になっていくことになります。病気と完全に縁が切れたわけではありませんが、体質が変わったのか、しだいに自分の体が強くなっていくのが実感できました。

それは普通の腹式呼吸法でしたが、その実践と成果によって、わたしは健康における呼吸や酸素の重要性も知らされました。あれこれ自己流に呼吸法をアレンジしてみたり、さまざまな試行錯誤をくり返した結果、やがて正心調息法を完成させることにもなるのですから、二木式呼吸法は自分自身の健康増進へのきっかけになったのと同時に、正心調息法の原形を形づくるものでもありました。

先生ご自身とも、その後、浅からぬ因縁で結ばれることになり、もう八十年も昔の、記憶の彼方(かなた)に茫々(ぼうぼう)とかすむ古い出来事ですが、二木式腹式呼吸法との出合いは、わたしの人生を決定づけた重要な事柄だったといえましょう。そしてその後も肺結核や腹膜炎など重病を経験し、それを呼吸法や想念の力で治しながら、しだいに独自の呼吸法を形成していき、六十歳のとき正心調息法という形で独自の呼吸法を完成したわけです。

ひとくちにいえば宇宙無限力の存在に気づき、それを呼吸法にとり入れることによって体の健康だけでなく、知と心の健康もかなうようになった。宇宙力を体内に集束し、目的に向けて放射する。それで想念も健康も実現できる——わたしたちの体内構造が宇宙と同じ原理でできていることに、わたしは還暦の年にようやく気づき、そのふたつを呼吸法によって結びつける独自の方法を体得したのです。

❖半信半疑でも正心調息法は効果がある

人間の幸福は完全な自由の実現にある、とはわたしは考えていません。むしろ人間の本当の幸福とは、限られた条件や与えられた運命のなかから自分自身の役割を見つけ出すことにあると考えています。

かつては病弱がわたしに与えられた固有の運命でした。そうであったからこそ、その運命のなかから「健康になりたい」「人を健康にしたい」という願望や使命を、若いわたしは見いだすことができたのです。

したがって医師がかつての天職であったように、呼吸法や宇宙無限力との出合いはわたしにとって避けられない運命であり、いまそのふたつを統括した正心調息法を実践し、また世の中に少しでも広めることは晩年のわたしの天命でもある、そう考えているのです。

先日も鹿児島在住のある方から手紙を頂戴（ちょうだい）しました。正心調息法を実行したら、長年の宿痾（しゅくあ）であった腰痛（座骨神経痛）がすっかり治ってしまったという礼状です。

それは五十二歳の男性で、もう二十年もの間、持病の腰痛に悩まされてきた。電気治療や温泉治療、マッサージからカイロプラクティックまで、かつてのわたしのように、よいといわれることはすべてためしてみたが、いっこうに症状は好転しない。最近では、左足の太ももの外側まで痛み出して歩行も困難なほどであり、また朝の起床時には体が硬直して、起きるのにもひと苦労。ズボンをはくにも難儀し、洗顔にも中腰を余儀なくされるような状態だったといいます。

そんなとき、東京に住む知人の女性があるきっかけで正心調息法のことを知り、わたしの著書を購入して、鹿児島の男性に送ったのだそうです。それを読んだ彼は、呼吸法で本当に治るのかなと半信半疑のまま、ともかく就寝前に本に書いてあるとおり、正心調息法を実行してみた。すると翌朝にはもう腰の痛みが薄れ、その日、足の痛みを感じることは一度もなかったといいます。

以来、一か月ほどたったが、腰部に少し硬い感じは残っているものの痛みはすっかり消え、同じ姿勢を長時間続けても少しも苦痛ではなくなった。起床も自在に行え、なんの不自由もなく動けるようになった。それにともない、沈みがちだった性格も明るく変わり、毎日を前向きに生きられるようになった……そうした内容の手紙です。

読むかぎりでは、この方は「正心」の部分はおいて、「調息」部分だけを行い身体面の健康を手に入れたようです。もちろんそれでもいいわけですが、調息法だけを行っても、体の健康についてはこのように十分な効果は得られるからです。

生命体本来の力を活性化する健康法とは

正心調息法を行うと自然に背筋が伸び、姿勢が正されるようになっていますから、とくに腰痛には効果があります。わたしも大学時代、馬から落ちて腰椎(ようつい)を圧迫骨折したことから、しばらくひどい腰痛に悩まされた経験があり、腹式呼吸法に「背筋をまっすぐに保つ」ことを意識的にとり入れるようになったのは、このときからでした。

建物でいえば、背や腰は人間の起立姿勢を維持する大黒柱に相当します。それをまっすぐに保つ大切さはいうまでもないでしょう。

さらに呼吸法において背筋をまっすぐに維持していると、空気をスムーズに肺の底まで入れることができます。背中や腰を正常に保持することは酸素を体内にみなぎらせるのに不可欠な条件なのです。また、そのことによって腰痛自体も矯正されていくのです。

またウイルス性の病気にも効果を発揮します。国民病になってしまった感のある花粉症や慢性肝炎が治ったという事例をプロローグで紹介しましたが、病院ではこうしたウイルス性の病気の治療薬として、即効性のある抗生物質を投与するケースが多いようです。

しかしどんなに効力のある抗生物質を使っても、細菌やウイルスを一〇〇%殺すことはできません。わずかだが、それらは生き残ってしまいます。

それでは生き残ったウイルスに完全に引導を渡すものは何か。結局それは、生体自身が本来的に備えている防御機能のはたらきを待つしかありません。それが作用しなければ、いくら進んだ治療法といえども治すことはできないのです。

だから抗生物質をはじめとするさまざまな薬や治療は、あくまで生命体の防御機能をサポートする補助手段と考えるべきです。それらが直接、ウイルスなど病気の原因をやっつけるのではなく、生体に備わっている治癒力や免疫機能を刺激し、高めることによって、病気を排除する力を強化するという、一種の迂回(うかい)作戦をとるのです。

主役はあくまで生体にあり、それがもつ自然治癒力や免疫力にあります。生命力自体が低下していては、いくらすぐれた薬品や治療法を駆使しても効果は上がりません。生命体に本来備わっている力、宇宙と呼応する無限のパワーを呼び覚まし、活性化することが生命本来の生き方といえます。

その「いのちの本流」に沿った健康法が正心調息法です。それが酸素という自然(じねん)の養分を体内いっぱいに満たし、宇宙無限力を活用できるほとんど唯一の方法だからです。

❖十分に酸素をとれば痴呆症は防げる

ポックリいくのが老人の望みだと冒頭に書きました。それはなにも早く死にたいということではなく、下の世話も自分でできないような痴呆状態になり家族や周囲に迷惑をかけたくないという切実な思いが背景にあるのです。

痴呆症状の原因は脳血管障害とアルツハイマー型のふたつが全体の八〇%を占め、残りの二〇%には数えきれないほどの原因があるといわれています。脳血管障害は要するに、脳血管の動脈硬化が引き金となって脳細胞全体に十分な酸素が行き渡らなくなるために起こる症状で、脳出血や脳血栓(けっせん)による脳軟化を引き起こしたりします。アルツハイマー型の原因はいまだに不明ですが、脳細胞の数がいちじるしく減少して、脳の機能ががっくりと落ちてしまうことから引き起こされる症状です。

つまり、いずれも脳細胞の異常や機能低下、脳細胞への酸素供給不足が原因となっているものです。それなら酸素を日ごろからタップリ脳に送ってやれば、痴呆を未然に防ぐことができるのは小学生でもわかる理屈だと思います。わたしは正心調息法による十分な酸素の供給で、痴呆症の九〇%は予防できると考えています。

脳細胞というのは、前に書いたように非常に死滅していくスピードが速く、また再生のできない細胞です。寿命が短く、代替もきかない。しかも細胞のなかでも、とびきりたくさんの酸素を必要とするものです。消費酸素量は脳細胞だけで一日約一二〇リットルにも及ぶといわれ、人間の全酸素消費量の二〇%、ほかの細胞の七倍の酸素を必要とするといわれています。

高山病の症状がとりわけ頭痛や思考障害など脳の異常として表れるのは、酸素不足がまっさきに脳細胞にダメージを与えるからです。それほど脳細胞は、すなわち脳の健康は酸素への依存度が高いといえます。

こうした脳細胞には常に十分な酸素を供給してやることで、その抵抗力を高め、個々の寿命を延ばしてやることができる。また脳細胞が減るスピード、脳の機能が衰える速度をゆっくりにすることも可能になる。慢性的な酸素不足によって、三割しか発揮していないその能力を一〇〇%全開、フル稼働させることもできる。やせ馬を駿馬(しゅんめ)に変えることができるのです。

正心調息法によって酸素を体内に満たすことで脳の老化を予防し、脳の健康を若く保って、痴呆を防ぐことができるわけです。すでに深刻な痴呆症状に陥っている人を回復させることはなかなかむずかしいことです。しかし老化の速度をきわめてゆっくりにし、「ボケない脳」を保つことは九〇%以上、可能なのです。

いや、わたしのように六十歳を過ぎてから、かえって脳細胞がリフレッシュし、記憶力も思考能力も若返った例もあります。正心調息法を実践すれば老化予防だけでなく、痴呆症状の治療もある程度可能です。

酸素は痴呆知らずの「自立老人」になるための必須要素であり、それをふんだんに供給できる正心調息法は、老人にとりわけやさしい健康法であるといえましょう。

❖「健康な死」をもたらすホルモン分泌も促進

人間は生きたようにしか死ねないといいます。ふだん健康を保っている人ほど「健康な死」を迎えることができるのです。健康な生を営むことこそが、安楽な死を迎えるための必須条件です。

人間の健康とはつまりそれを形づくっている細胞の健康です。細胞が健康でその寿命をまっとうするとき、人間も元気なまま天寿をまっとうすることができる。ですから正心調息法で酸素を体内に充溢(じゅういつ)させ、細胞の元気を保つことで、わたしたちは死ぬその瞬間まで健康を保ち、元気でいることが可能になります。

痴呆にもならず、寝たきりになることもなく、臨終の苦しみも感じることなく、安楽に彼岸へ旅立つ。それが老人の最晩年の悲願だといいましたが、そのためには平生からタップリ酸素を体内にとり入れ、健康な体を保持しておく必要がある。「ちゃんと生きた人にはちゃんとした死が与えられる」のです。神（宇宙無限力）がつくった身体の手入れを怠らない人は極楽往生できるよう、人間はできているからです。

たとえば人間は死期が近づくと、脳細胞からβエンドルフィンというホルモン物質が多量に分泌されることが確かめられています。このホルモンは主に脳下垂体から分泌される神経ペプチドの一種で、ご存じの人も少なくないでしょうが、麻酔剤に似た鎮痛作用をもっています。

病気になったりケガをしたりすると、このβエンドルフィンが脳内に分泌され、苦痛をやわらげてくれるはたらきをするのです。これも神（宇宙無限力）が生物に授けた防御システムのひとつといえましょう。

死期が近づくとβエンドルフィンはとくに大量に分泌されます。したがってどんなに苦しみのともなう病気にかかっていても、このホルモンの分泌によって苦痛から解放され、そればかりか気分が恍惚（こうこつ）状態になって、いわゆる極楽往生が可能になる。βエンドルフィンは安楽な死を迎えるための必須ホルモンといえます。

ただし、この恩恵を受けるためにはひとつ条件がある。それは脳細胞が健康であること。脳細胞が正常にはたらいていることです。

βエンドルフィンは生理的分泌物なので、大脳の状態が正常であれば十分に分泌されるが、脳細胞の機能が衰えていると分泌量が減る。この仕組みは、健康なときは消化管内に十分な消化液が分泌されて食べた物を消化してくれるが、体力が弱っていたり消化器が病気にかかっていたりすると、消化液の分泌が不十分になって完全な消化ができないのと同じです。

脳細胞が不健康な状態にあったのでは、臨終に臨んでもβエンドルフィンの分泌が不十分で、われわれは死の苦しみを感じなくてはならなくなります。

だから、正心調息法によって日ごろから脳細胞の健康を保つことが、死の瞬間まで元気でいられる秘訣(ひけつ)であると同時に、なんの苦しみもなく天寿をまっとうすることに直結するのです。

健康な生だけでなく、健康な死を実現するためにも正心調息法は大切です。それは生と死を肯定的にとらえる健康法といってもいいでしょう。

心から楽しく、喜びにあふれてあの世に旅立つことができるというのが、本当の健康法なのです。

❖脳のはたらきを活発にする三要素

脳細胞の健康に必要なものは、一に酸素、二に糖、三がタンパク質というのがわたしの考えです。

これは筋肉の運動などに必要なものばかりですが、頭蓋骨（ずがいこつ）の中にあって一ミリも動かないのに、脳はなぜこれらの養分を必要としているのでしょう。しかも酸素はほかの細胞の七倍も消費される。どうしてそれほど多量な酸素やエネルギー源や、栄養分が脳の活動に要求されるのか。

思考をつかさどっている器官だからか。しかし考えることや感情活動は無形のものです。無形のものに筋肉運動のときのような量の成分が必要になるはずはありません。そこで注目されるのが、βエンドルフィンをはじめとする各種のホルモンの製造です。脳細胞は全身の器官の活動や機能維持に必要なさまざまなホルモンを分泌しています。

ホルモンは有形の物質であり、この生体のはたらきを管理統括する複雑、巧妙、多様な物質をつくり出しているために、脳細胞は多量の酸素やエネルギーを必要とすると考えられるのです。つまり多量の酸素や糖は脳細胞の運動に対してでなく、その複雑な機能に対して消費されるのです。

そして、このホルモン分泌を中心とする脳細胞のはたらきにとって第一に必要なのが、いうまでもなく酸素です。むろん、ここでいう酸素は呼吸によって自分の肺にとり入れたものをさします。次に糖ですが、これは主としてホルモン製造材料として使われます。もちろんエネルギー源としても消費されます。この糖はグルコースと呼ばれるもので、一日に一二〇～一三〇グラムのグルコースを脳は必要とするといわれます。

糖が必要と聞いて、甘いものをたくさん食べればいいと考える人もいるかもしれませんが、それではダメです。お米やパンといった炭水化物をとり、これを肝臓が代謝して糖に変える。脳細胞が必要とするのはこの自家製の糖なのです。

したがって肝臓のはたらきが弱っていると、脳のはたらきも鈍くなることになります。ところが肝臓の機能低下は現代人に共通の持病といってもよく、それがために、こわれていないまでも肝臓の製糖機能にガタがきているような状態になっている人が少なくありません。それでは脳細胞に対して必要な糖を供給することができないわけです。

肝臓の健康を保つことが脳細胞の健康を間接的に支えるわけですが、その肝細胞もまた正心調息法によって十分な酸素を供給し、血液の循環をよくすることで、活性化されるのです。

三番目に必要なのがタンパク質。これは脳細胞だけでなくすべての体細胞をつくる材料になる栄養分と考えればいいでしょう。しかも体の健康に必要なのは動物性のそれでなく、植物性タンパク質です。肉より豆とよくいわれるように、植物性タンパク質を摂取することの大切さはここでも同じです。

タンパク質は別にしても、酸素と糖――このふたつを正心調息法によってふんだんに摂取、供給することで脳のはたらきを活発にし、脳細胞を強くし、その老化を防ぐことができるのです。

❖生命あるものをまるごと食べるのがいい

ついでですから、わたし流の食事健康法をここで紹介しておきましょう。といっても、格別なことをしているわけではありません。かたよらずにいろいろな食物をとること。野菜を主にして肉や魚などの動物食を少なくし、タンパク質は植物性のものを摂取すること。そして玄米食を心がけているのが特徴といえば特徴でしょうか。

玄米食は若いときからの習慣です。玄米がいいのは「それ自体が生命をもっている」こと。それから「全体食である」ことです。

わたしたちがふだん口にしている白米は、玄米の残りカスといっても過言ではありません。玄米を搗き、その皮であるヌカを取り除いた精米ですので、白米を庭にまいても芽は出ません。ところが玄米をまけば、ちゃんと芽が出ます。白米は人工的に加工される過程で生命を失っているのに対して、精製をほどこさない、収穫されたままの玄米には生命があるからです。

玄米は栄養の宝庫とはよくいわれることであり、むろん間違いではありませんが、わたしはそうした栄養学的な分析よりも、玄米が生命をもっている食品である事実のほうが大切だと考えます。生命のないものより生命のあるものを食べたほうが、いのちの原形になるべく近い形で食品をとるほうが、体にいいに決まっています。それは理屈や分析以前の、自明のことだと思います。

それは、生きている体に生きている食物を呼応させ、役立てることだからです。人間の体が宇宙のミニチュアであるように、生きている食物も生きている人間の体のミニチュアです。宇宙、人体、食物はすべて相似物ともいえましょう。したがって生命あるものを食べることは、いのちの原理＝宇宙の原理に沿った、きわめて合理的な健康法なのです。
また玄米は全体食です。自然に形成されたままの「まるごとの」食物です。たとえば肉や切り身の魚みたいな部分食ではない。このムダを出さずに食物を全体でとることが、健康にきわめて大切なのです。だから大根を食べるのなら、葉っぱを捨ててしまうのでなく、葉っぱから根まで全部食べることが肝心です。

魚にしても切り身でなく、頭からシッポまで全身を食べる。ひと昔前までの日本人が煮干しや小魚をさかんに食べたのは、非常に理にかなった健康法だったのです。また豆やゴマ、玄米などの穀物も全体食です。すべて種子だからです。最近、捕獲が禁止されてしまったクジラにしても、日本人はこれをまったくムダなく食べ、利用していました。油だけとってあとは捨てていたアメリカ人などとは大違いだったのです。

このように日本をはじめ東洋には、自然に存在するものをできるだけまるごと食べるという全体食の発想が、以前には色濃くありました。しかし現在では、欧米流の切り身文化に支配されて、なんでもかんでも部分食ですませる食スタイルが当たり前になってしまっています。

そのことが日本人の健康に与えた影響は少なくないとわたしは考えています。部分食は欧米の食文化から発してきたものであり、欧米人の体には合っていても、日本人の体にはそもそも合っていないからです。

部分食はまた、西洋医学の根幹をなす、要素還元主義――胃が悪いとしたら胃の部分だけの疾患と考える――と対応しているとも考えられます。東洋医学では逆に、病気とは体全体の弱りが、ある箇所に表れたものと考えますが、これは全体食の概念と呼応します。

いずれにせよ真の健康実現のため、玄米に代表されるような、食物をひとつの生命として考え、まるごと摂取する東洋流の食スタイルを見直すべきだと思います。

❖自分の「内部情報」に耳を傾けよ

南京豆(なんきんまめ)を薄皮のついたまま食べるのも、人が驚くわたしの〝食癖〟ですが、これも要するに全体食といえましょう。わたしはいまでも一年三百六十五日、ポリポリと皮つき南京豆を毎日かじるのが習慣になっています。植物性タンパク質が簡単にとれるからですが、歯が丈夫だからできることでもあります。

左下の二本と右上一本の奥歯をのぞいて、残り二十九本の歯はすべて自前のものです。

九十六歳でほとんど入れ歯なしというと、これもびっくりされる方が多いのですが、わたし自身もこれは不思議だと首をひねっています。格別に歯や歯ぐきの健康を心がけたことなど一度もないからです。正心調息法によって「深い呼吸」を何十年とくり返してきた成果としか考えようがありません。

もっとも、歯が悪い人にはすすめられない方法ですが、つぶして食べてもいいし、南京豆にこだわらず納豆や豆腐を毎日食べるようにしてもいい。いずれにせよ〝畑の肉〟といわれる豆食品から植物性タンパク質を摂取することは健康にたいへんいいことです。

食事で気をつけているのはそれくらいです。ほかに特別なことをしたり、何は絶対食べないとか有機栽培のものでないと口にしないなどと、ことさら神経質になっていることもありません。何を食べたらいいかは、外部からの食知識や栄養学などにとらわれるより、むしろ「体に聞いてみる」ほうが正確です。

たとえば、わたしたちの口や歯の形。人間の口と歯の形態を見れば、人間が肉食に適した生物でないことは明らかです。ライオンとかオオカミなどの肉食獣のように口の形状、歯の形とも、とがっていない。肉食獣は口も歯も鋭くとがっていますが、これは動物の肉を食べるときに、骨から肉をひきちぎるのに適したデザインなのです。

これに対して、人間の口は平たく、歯も奥歯は臼の形に平たくなっています。食物を前歯でちぎり、奥歯でかみ、すりつぶすように設計されている。これはつまり穀物や野菜を中心にした草食動物に近い食事が人間にもっとも適していることの証拠なのです。人間にも犬歯がありますが、あれは肉食獣の牙とは違って、「糸切り歯」といわれるように、糸を切る程度にとがっているだけの〝やさしい歯〟です。

肉食が人間に適していない、したがって肉などの動物性タンパク質の摂取が人間の健康にとってそもそも無理があることは、この一事をもってしても明確といえます。

さらに人間の腸（小腸）は体長に比して非常に長くできています。これも人間が草食動物であることのひとつの証です。つまり野菜などの繊維質の消化、吸収には時間がかかるので、長い時間をかけてじっくり栄養分を吸収できるよう、草食動物の腸は長くつくられてきたのです。

肉をはじめとする動物性タンパク質は腸に長時間滞在すると腐敗して、プトマインという毒素を出す。これは体を酸化させ、免疫力を落とします。つまり長い腸に肉食は毒であり、その弊害は体の健康だけでなく精神状態にも作用します。肉食動物の性格が荒々しく攻撃的なのはそのせいもあるのです。逆に草食動物はゾウでも馬でも、体は大きくても性格は穏やかでやさしい動物です。

腸の長さからも、人間が本来口にすべき食物がおのずとわかるのです。草食や菜食がもたらすのはいってみれば静的で持続的なエネルギーで、肉食の「腕力が強くなる」ような筋肉的、瞬発的なエネルギーとは異なります。

それは持久力、免疫力をじっくり形成するもので、人間の長期的な健康にとってはそのほうがはるかに有効なのです。

このように体にいい食べ物といっても、なにもむずかしく考える必要はありません。身体の形や生理に即したもの、あるいは体が発する「内部情報」に素直に耳を傾ければいいのです。

満腹になるまで食べ物を詰めこめば、動くのも苦しくなります。それは体に悪いことだと体自身が警告を発しているのです。腹八分に医者がいらないのは、それが身体生理に即した方法だからです。

わたしたちの体は宇宙の原理と同じ原理でできています。そこにはもともと、宇宙の叡知が備わっていることを忘れるべきではありません。

❖細胞の免疫力を高めることが先決

わたしが食事以外に行っている健康法といえるのが水浴び。これは若いころからの日課になっています。水風呂に入るか、風呂から出たときにシャワーで水を浴びる。これは皮膚を収縮させることで丈夫にし、全身の抵抗力を高める効果があります。体が本来もっている免疫力を強化することがいちばんの健康法だといえるのです。

正心調息法も脳細胞をはじめ全身の細胞の機能、抵抗力、免疫力、寿命……あらゆる細胞のはたらきを正常、活発にすることができます。したがってそれは、現代の死にいたる病であるガンの予防治療にも十分な効果を発揮します。

ガンとは、簡単にいえば細胞の異変から引き起こされる症状です。ガン細胞という異常細胞が無秩序に増殖して、正常な細胞のはたらきを妨害する。それは悪貨が良貨を駆逐するのに似て、ガン細胞の悪業パワーが正常な細胞の免疫機能を上回ってしまうことから起こる病気です。

その細胞異常がなぜ発生するかについては、さまざまに原因がいわれていますが、わたしは慢性的な酸素不足がその一因になっていると考えています。細胞の健康、その免疫力や機能の維持にもっとも大切な栄養分は、再三述べてきたように酸素です。だから正心調息法によって効率よく、また継続的にその酸素を摂取し、全身にまんべんなく供給してやれば、体細胞はいつも健康に保たれ、ガン細胞という不良細胞の発生を抑えられるし、かりにガン細胞が発生しても、正常細胞の免疫力が強いので、それを未然に抑制できる。そう考えているのです。

考えているだけでなく、わたしの周囲には、ガンに侵された人が正心調息法を実践することによってガンの進行が食い止められたとか、ガン細胞が減少したという人がいるのです。酸素の十分な補給はガンの予防だけでなく、その進行の抑制や治療にもかなりの効果があるという実例です。

ガンをはじめとする難病を、この精神や信念の力で治そうとする治療法や組織が近ごろ注目を浴びています。現代医学の治療を中止し、「わたしの肝臓ガンは治った」とイメージし、念ずるだけでガンを治療する――そんな実例や効果がテレビなどでもしばしば紹介されています。

また心のはたらきとガンの関係の研究から、笑いやユーモア、前向きな心、よいイメージを抱くといった心理的要因が体の免疫機能を上げることをつきとめ、ガンの予防や克服に役立てている医師もいます。

生きがい療法とも呼ばれ、それこそモンブラン登山や絵を描くなど患者にさまざまな生きがいをもたせることでも治療効果を上げているそうです。

ガンを心理面から克服しようとする興味深いアプローチであり、少し前までならまったくの荒唐無稽(こうとうむけい)と片づけられたことが、いまは医学の現場からも注目されているのです。

単に「心の力」というより、そうした信念や想念が体の免疫力を高め、それがガン細胞のはたらきを抑制する。そのメカニズムを現代医学も認めはじめたということなのでしょうが、それはまさにわたしが以前から主張してきたことであり、正心調息法が想念やイメージの力を効果的に発揮させるノウハウであることはこれまで述べてきたとおりです。

細胞の免疫力を体と心の両面から相乗的に高める――それが正心調息法の特徴なのです。

ですからガンだけでなく、同じ成人病(生活習慣病)に分類される脳卒中や心臓病にも効果を発揮します。いずれも、動脈硬化など脳や心臓の障害や血管の機能低下が原因で起こる病気ですが、これも血管細胞に十分な酸素と栄養が供給されていれば、予防あるいは治療もできるのです。

正心調息法によって血管が若く柔軟に保たれ、硬化を防ぐからです。

また、骨も細胞からできている。したがって正心調息法で骨を丈夫にすることもできます。たとえば女性に多い骨粗鬆症などにも大きな効能をもたらすのです。

骨の細胞は、骨の最重要成分であるカルシウムをつかまえておく能力をもっています。粘着テープのように、細胞がカルシウムをとりこみ、離れていかないようつかまえているのです。細胞が老化すると、当然この能力が衰える。粘着力が弱って、カルシウムがぼろぼろと骨細胞からはがれ落ち、骨がもろくなったり弱くなる。だからといって、この状態のままカルシウムをたくさん補給しても、そのぶんたくさん出ていってしまう。ザルで水をすくうのと同じでほとんど効果はありません。

それより骨細胞というカルシウムの〝容器〟をまず丈夫にするのが先決です。正心調息法で酸素を十分とり入れれば、骨細胞の吸着力は維持、回復し、骨粗鬆症の予防や治療に役立つわけです。

このように、いちいちあげていけばキリがないほど正心調息法は万病に対しての予防、治療効果が望めます。宇宙を深く呼吸することで十分な酸素をとり入れ、全身を細胞レベルから健康にするからです。

❖赤ん坊に学ぶ心身一如の呼吸法

赤ん坊をよく観察すると、あることに気づきます。彼らの呼吸が非常に深いことです。なぜか。腹式呼吸をしているからです。そうです。生まれたての赤ん坊は例外なく、みんな腹式呼吸をしているのです。

成長するにつれて人間はそれを忘れ、鼻や口先で息をし、ときには肩で息をするようになってしまうのですが、人間のいちばんの初期段階における呼吸法が腹式であるのはなかなか暗示的です。

酸素を体の奥深くまでとり入れるという重要なことを赤ん坊は自然に行っているのです。赤ん坊は人間が後天的に学習、獲得する知識や情報、思考能力にまだ乏しいぶん、人間のいのちのはたらきがいちばんシンプルに表れ、またいちばんわかりやすい形で生命の原理や健康さを表現している存在といえます。

それがだれに教えられるまでもなく、無意識のうちに腹式呼吸をしているのは、つまり人間にとって、生命体にとって、腹式呼吸がいちばん自然で理にかなった呼吸法であり、したがってもっとも健康的な呼吸法であることを示しているのではないでしょうか。

正心調息法はこの「自然」を重視した呼吸法です。宇宙の生命原理をダイレクトに体現している赤ん坊の呼吸法を、わたしたち大人がふたたび取り戻す法ともいえます。

いのちの自然の要求にしたがって深い呼吸を行い、宇宙の知と力＝宇宙無限力を体内に満たす。そうしていわば宇宙と調和することによって、生命体にもともと備わっている自然治癒力を深部から回復し、活性化する方法です。

したがって、その効果は病気を治す、予防するといった肉体の健康法だけにとどまりません。人間の深層に眠っている生命思考を目覚めさせる「知の呼吸法」でもある。心と体、いずれの生命力も強化し、高いレベルでそのふたつを統一する、心身一如の呼吸法でもあるのです。

第4章

見えざる世界の実在を知る

❖距離を超えて「手当て」をした不思議な出来事

以下の話を信じる、信じないは読者の判断にゆだねたいと思います。渋谷に開業間もないある日、往診から帰ってくるとひとりの中年男性が待っていました。わたしの顔を見るなり、立ち上がって、

「あっ、この方だ」

と叫んで、しきりにお辞儀をする。名古屋から来た○○ですと自己紹介したあとも、こんなにお若い人だとは思いませんでしたなどと感心しながら、ありがとうございました、おかげさまですっかりよくなりましたと礼をいうのです。わたしにはなんのことやらわからず、面食らいながらわけを聞きました。

この人は腎臓(じんぞう)結核を患って、地元の病院で手術をしないと治らないという診断を受けていました。そんな折、東京で「生命線療法」を行っている医者がいるとわたしの噂(うわさ)を聞き、上京して診断してもらうことにした。彼は、手を当てて病気を治すくらいだからよほど偉い先生なのだろう、診てもらう前に心を静めておこうと正座して精神統一を行ったそうです。

するとも間もなく、だれかが腰を押す。驚いて振り向くと、ヒゲをはやした若い男の顔が見えたが、押された部分から温かい湯が流れこむようで、えもいわれぬほど気持ちがいい。それでそのまま押されるままにし、やがて寝入ってしまった。翌朝。起きぬけの小便は血尿で濁っているのが普通なのに、その日のはだいぶ薄くなっていたそうです。

その夜、また精神統一を行うと、同じ若い男が現れて同様のことを行い、翌朝起きてみると、尿はもっと薄くなっている。その夜も同じことをくり返した。翌朝、便所へ行って、ひどく驚きました。

尿がすっかりきれいに澄んでいたからです。病院へ駆けつけて診断してもらうと、こんどは医者が目を見張る番で、

「すっかり治っている、いったいどういうことだ……」

精密検査をしてもらっても、完治しているという結果は変わらず、むろん手術は不要、もう病院にも来なくてよろしいとお墨つきをもらって、この人は帰ってきました。しかしそのままでは納得がいかないので、やはり上京してわたしに会ってみようと医院を訪ねてきたのです。

なんとなく初老の落ち着いた紳士を想像していたのに、ヒゲこそはやしているが、わた

しがひどく若いことに驚き（当時三十歳になるかならないくらいでした）、それから「やっぱり……」と得心したそうです。精神統一しているときに現れて、腰を押してくれた若い男は明らかにわたしだったからです。

もちろんわたしには何の覚えも感覚も記憶もありませんでした。ただこれに似た例はそれまでにも、それからも時折あって、わたし自身はまったく知らないことなのに、人から「おかげで病気がよくなりました」などと礼をいわれたり、手紙を受け取ることが一再ならずあったのです。

❖一兵卒から一転、もてなしを受けた戦争中

次のエピソードも古い話です。

それから十年余りたって、わたしは四十三歳で戦地への召集を受けました。戦争も末期、東京に住む四十歳から四十四歳くらいまでの約二百五十名の開業医が召集の対象になった、そのうちのひとりとしてです。兵役年齢ぎりぎりのロートルまで集めないと兵隊の数が足りないという、敗戦濃厚な時期の一種の苦しまぎれです。

だから軍医としてではない。最下級の一兵卒としてです。それまで〝娑婆(しゃば)〟では先生と呼ばれていたわたしたちだったが、その日から子供のような年齢の上官に徹底的にしごかれることになりました。爆弾を背負って、敵の戦車に体当たりするという玉砕戦法の訓練をくる日もくる日もやらされたのです。

わたしは思いました。地面をはいずり回ったあげく、戦車につぶされるために医者になったのではない、人のいのちを助けるためだ。なんとかこの境遇を変えたい、そう強く願ったのです。

すると、翌日から状況が一変してしまいました。

翌日、本部から呼び出しがあって、隊長が病気だから治療せよという命令を受けた。隊長が療養しているという近くの温泉場まで連れていかれ、病状を聞くと、担当の軍医からはさまざま治療を受けてきたが、いっこうによくならない。それでわたしに白羽の矢が立ったということがわかりました。

隊長というのは立派な人で、二等兵のわたしにも、きちんと両手をついてあいさつをしてくれる。診察をすると、薬や西洋医学の治療では治りそうもありません。そこでわたしは生命線療法、すなわち患部に手を当てて想念を送る治療を試みました。それが終わると隊長は、ていねいに礼をいい、風呂と食事まで用意してくれました。

兵舎の風呂とは格段に違うきれいな湯で垢を落とし、食事も白米のご飯に豪華なおかずがつき、コーリャン飯に一菜だけの一兵卒の食事とは雲泥の差がある。お言葉に甘え、すっかり堪能して、兵舎へ戻りましたが、さらにその日はわたしだけ訓練免除、自由時間ということになり、昼寝をきめこみました。そして翌日から、こういうゲスト待遇が三週間も続いたのです。

同僚は訓練に汗と泥まみれ、ヘトヘトになって帰ってくる。すまない気持ちはあるが、どうしようもありません。

やがて隊長の病気は全快し、往診の必要もなくなりました。

「やれやれ、これでまた元のはいずり回る訓練に戻るのか」

と覚悟を決めていたら、そこへ命令が下った。明日から陸軍病院へ転属、しかも三階級とんで伍長に昇進というのです。そして軍医見習いとして病院に十日ばかりいたあと、いったん除隊になりました。ふたたび召集される予定だが、そのときは将校としてだから軍刀を用意しておけというお達しです。

しかし二度と召集されることはありませんでした。すぐに終戦になったからです。

❖目に見えない「手当て療法」の効果を確信した

こうした話についてはいろいろな反応、さまざまな解釈があろうかと思います。なんだオカルト趣味の爺さんの昔話かという声も聞こえてきそうです。まったく科学の常識からはずれた、年寄りの錯覚か思いこみにすぎないと一笑に付す人もいるでしょう。

科学では説明できないといわれれば実にそのとおりで、現代科学のものさしからみたら、これらのエピソードは「非科学」としかいいようがありません。しかしそれは現在の科学の水準では……という留保つきです。いまのところは説明できないものでも、やがて説明可能となる可能性は十分にあります。科学とはいわば「客観的に観測できる実在」だけを対象にした学問です。したがって目に見えないもの、観測不可能なものは存在しないという薄っぺらな可知論へと短絡しやすい。しかし見えない世界の実在を感じる重要性や、不可知の世界をも科学の対象にすべき時期がやってきているとわたしは思います。あとに述べる理由によって、人間が早急にその不可知な力に気づき、それを活用しないと、われわれの住む地球の未来が危ない時代がすぐそこまでやってきているからです。

しかしその前に、わたしが以前行っていた「手当て」療法についての説明が必要かと思います。

わたしが大学で医学を学んだ時代にはまだ、古くからのさまざまな民間療法がさかんに行われていましたが、とりわけ大正から昭和にかけて、患部に手を当てたり手のひらをかざしたりして病気を治す療法がはやっていた時期がありました。西洋医学を学んだ医師はそういう手当て療法を迷信あつかいしてまったく相手にしないのが普通でしたが、わたしは興味を覚えました。

興味をもって身の回りをみてみると、なるほど薬や科学的治療をほどこさないでも、手当てや手かざしで実際に病気が治る例がいくつもある。あるいは赤ん坊が体のどこかを痛がったりした場合、母親はとっさにその部分を手でさすってなだめたり、治してやろうとします。

ということは「手当て」には文字どおり、科学では解明できないなんらかの医学的効能があり、人間は本能的に、あるいは経験的にそのことを知っているのではないか。そんな思いもあって、わたしも手当て療法をあれこれとためし、そのすぐれた効果を体験して、医学治療にそれをとり入れるべきだと考えるようになったのです。

それならその効能のもとはなんなのか。どうして手のひらを当てると治るのか。結論をいえば、わたしはそれを生命が先天的にもっている生命力の発現だと考え、かりに生命線と名づけました。当時、グルウィッチというソ連（現ロシア）の生物学者がタマネギから放射線が出ていることを発見し、それをミトゲネ線と呼んで学会に発表して間もないころでした。

それは波長の短い紫外線ではないかと推論されていましたが、わたしの生命線もそうしたものと同じ性質のものだろう。ただし、そうした物理的エネルギーよりもはるかに強い、いってみればそこに霊的な力や想念の力も加わった生命根源の治癒パワーであろう、そんなふうに考えたのです。

もちろん科学的根拠はない。それを研究する施設も機械もわたしにはありませんでした。しかし前述したシクラメンの葉による実験のような植物を対象にした実験、あるいは家族や近親者などに対する手当て治療の効果などから、実証・経験的に生命線の存在を確信していました。

それはタマネギに限らず、植物に限定されず、動物でも人間でもいのちあるものならかならず備えており、発している。またそれを強くもできる。生命それ自体が発現する生命力によって生物は病気を治し、健康になれる――そのことをはっきりと確信したのです。

❖「手を当てて」医局から追放される

生物は、自分が発するパワーによってそれ自身の生命力（自然治癒力といってもいい）を活性化する能力をもっている。つまり人間は、自分で自分を治せる力をもっているのだ。当時のわたしは西洋医学を学びながらも、そうした東洋的な発想も併存させ、病気の治療により役立てようと考えていました。

いまでこそめずらしくない考えですが、当時はまだ受容されにくい考えでした。とりわけ大学の医局に手当てなどという〝いかがわしい〟民間療法を持ちこむことは絶対に許されないことでした。しかしわたしはそれをやってしまったのです。

東大の医学部をいったん卒業後、わたしは父母弟妹の一家の生活を支えるために、俸給のよかった外地の大学の医学部助手に採用されて海を渡りました。帰国してから、物理療法を勉強したく思って、ふたたび東大の物療内科に籍を置くことになりました。

一年くらいたったある当直の夜、一等室の患者が急に苦しみ出した。本来、一等室の患者は医局長の担当で、入局一年生のわたしの受け持ちではありません。けれども深夜で当直のわたししか医者がいない。そこで駆けつけて診断すると、なるほど容体は思わしくない。とりあえず痛み止めの注射を行うケースだし、ふだんはそうしているといいます。

しかし、わたしは注射をせず、かわりに手のひらを患部に当てた。大学医局で手当て療法などを行ったらどんな物議をかもすか、その分別はわたしにもあって、それまでそうした素振りも見せたことはなかったのですが、そのときは急を要することでもあったし、ほかにだれも見ていない。それでとっさに手当て療法をほどこしてしまったわけです。

患者はすぐに治り、喜んでいました。それだけならなんということはなかったのに、翌日になって、この患者が担当医をわたしにかえてほしいといい出したのです。その申し出が医局長から教授の耳に入り、わたしはさっそく教授室に呼ばれました。

「キミは何か〝おまじない〟みたいなことを患者にしたというが本当か。本当なら実にけしからん男だ」

と、当然のことながらひどくおかんむりです。真鍋嘉一郎先生という東大一の頑固教授、直情径行をもって鳴る人です。夏目漱石の『坊っちゃん』の中で、宿直のふとんに生徒がバッタを入れる場面があるが、あの生徒は松山中学時代の先生がモデルといわれ、漱石の臨終をみとったのもこの真鍋先生でした。

わたしは、まずいことになったと思いながら縷々、手当て療法の効果を訴えましたが、まったく聞き入れてもらえません。それどころか、そんな非科学的な治療をやる男をわたしの研究室へおいておくわけにはいかん、破門だ、出ていけ――そう一喝されてしまいました。わたしも覚悟を決めたが、ここでいわずもがなの暴言を吐いてしまった。

「出ていけといわれれば出ていきます。しかし後日かならず、先生は塩谷を弟子にもったことを誇りにお思いになる日がくると思います」

「バカもの！」

先生の怒声を背中に教授室をあとにしましたが、その後、わたしは二度と医局に出入りすることができなくなった。師に対して、なんという無礼な言葉を吐いたことかとホゾをかみ、その非礼を心の中で深くわびましたが、手当て療法への信念は少しも揺るがず、また先生がわたしを見直す日が遠からずやってくることも、わたしは心から確信していました。

❖医院を開業してやりたい治療をやり出した

たった一度の手当てがとんでもない結果を引き起こしてしまったのですが、この事件をきっかけとしてわたしは渋谷に開業することになりました。また、それから一年くらいあと、ある政治家の病気治療をわけあって、当の真鍋先生といっしょに行う機会にめぐまれました。

最初は口もきいてくれませんでしたが、しだいに先生の勘気も解けてきたようで、診断や治療法に関してわたしの意見も入れてくれるようになった。そしてのちに医局からの電話で、先生が、ワシは塩谷を見誤っていた、あれは立派な臨床医だと述べておられたことを聞きました。

さらに次に先生と顔を合わせたのは、わたしの開業十周年の祝賀会の場ででした。先生はこのときも、

「塩谷は自分の正統な門下生ではないが、彼は彼で実地医家の道を立派に歩んでいる。あのような弟子をもったことを誇らしく思う」

といった内容のスピーチをしてくれ、わたしも涙が出るほどうれしく、やっと恩返しができたかと安心したものです。

さて、自分の医院を開業したことで、わたしはだれにも気がねなく（?）手当て療法を行うことができるようになり、医院の看板にも生命線研究所と書きくわえました。大学で

学んだ西洋医学をベースに、手当てを希望する人や必要とあらばケースに応じて手当て療法をほどこす。むろんそこに想念の力も応用しました。

つまり患部に手を当てたり、かざしたりして生命線を発しながら、治った、治ったと念ずることで治療効果を倍増させたのです。薬の服用など外からの治療法にのみ頼るのではなく、生命線と想念の力で、患者本人のもつ生命力、生体内部の治癒力を活性化させる方法をとったわけです。また、その薬を出す際にも想念もいっしょに「調合」するなどして、不況下にもかかわらず、食事の時間もろくにとれないほどの盛況を呈したことは前に書いたとおりです。

ちなみに戦時中、ある電気メーカーの社員がわたしを訪ねてきて、

「人間の手のひらから出る放射線を研究している者ですが、先生の噂を聞いてやってきました。この機械でどうか先生の手を計測させてください」

といいます。治療は行っているものの、生命線の研究自体は進んでおらず、研究所と仰々しく看板に書いた手前、恥ずかしく思っていた矢先だったので、わたしは喜んで測ってもらった。簡単な機械だったが、ガルバノメーターにつながれている。

それによると、

「針がスケールアウトして計測不能です。こんなケースははじめてです」
ということでした。

❖病気にならない体をつくる全体医学

実地医家というのはつまり経験医学のかたまりです。生命線や手当てがいくら非科学的だといわれようと、それによって多くの患者さんを治してきた事実と体験、これは現実のことであり、フィクションだと片づけられることではありません。

東洋医学や漢方治療などの経験医学には、臨床例ばかりあって理論がない——これが分析医学である現代医学のいいぶんです。たしかに、そこには現代医学ほどの整然とした理論がありません。そのためこの両者は互いに互いを非難し合う不毛の対立をくり返してきました。意見を交わし合うのはいいことですが、その結果、いちばん肝心な患者さんがないおざりにされたのではこれほど不幸なことはありません。

分析医学とは人間でなく臓器を見る学問です。病んでいる人間全体は目に入らず、病んでいる一部の臓器だけをいじる学問です。それはたしかに理論的だが部分治療にとどまって、ともすれば患者を治療対象物としてしかとらえず、人間全体として見る医療姿勢に乏しくなります。

インフォームドコンセントの問題や、以前、社会的問題にもなった〝患者よガンと闘うな〟論争にしても、そうした人間をモノと見るような現代医学への不信感が背景にあったはずです。経験医学にも分析医学にも、どちらにも長所があるのですから、全体医学のためには両方のいいところを併用するやり方が必要なのです。

そして病気を治すこともさることながら、生命のもつ自然の治癒力を活発にして病気にならない体をつくることが大切です。医院時代から現在まで、わたしのやってきたことも一貫してそういうことでした。臓器でなく人間を治す、病気でなく病人を治す――手当ても生命線治療もそうした全体医学の自信の表れだったのです。

全体医学といっても、わたしのいうそれは体という目に見える部分の健康だけでなく、心という目に見えない部分の健康も含めての全体です。肉体と精神の全人的な健康の実現、それが当時からのわたしの願いでした。

そしていま、わたしはその手当てもしなくなりました。否定したわけではありません。やろうと思えばいまでもやれるし、効果も変わらないはずです。しかし、もうしません。

なぜか。さっきもいいましたが、人間は自分で自分を治せる能力をもっているからです。自身の生命力の発現によって病気を治療できるし予防できる。だから人からそれをほどこしてもらうのでなく、自分で自分の生命力を発現させなくてはならない。そうして自然治癒力を自動的に作動させることが全人的健康を実現させる道だし、また自分の健康に自分で責任をもつ姿勢を養うことにもつながると考えるようになったからです。

具体的にどうしたら生命力を発動できるかといえば、これも何度もくり返してきましたが、正心調息法を実践することで宇宙無限力を活用すればいいのです。生命線治療、手当て療法、想念やイメージの力、自然の生命力……それらすべての力の源が宇宙の無限力にあるからです。

その根源の力をわたしは霊の力だと考えた時期もあり、神の加護のせいかと考えたこともありました。若いときからあれこれ考えをめぐらせ、短くない時間をかけてたどりついたのが、それは宇宙無限力であるという結論だったのです。

すべてを包含し、どこにも遍在して、だれもが活用できる根源力。その発見と応用こそが、わたしの短くない半生の最大の収穫といえるかもしれません。

❖見えない世界を見つめる姿勢が大切

中国の気功に関してはわたしは多くを知りませんが、かの国には三千年の昔から伝えられている気功運気療法というのがあって、下腹部（丹田）に集めた気を自分の体の中をめぐらせたり、気を手のひらから放射して病気治療などを行うといいます。さしずめこれを日本で行えば、わたしがしていた生命線療法となるのでしょう。

中国の権威ある科学雑誌にはしばしば気功運気療法に関する研究論文が掲載されていて、それらによると、この療法を行う気功師の手のひらから発せられているのは特殊な遠赤外線だということです。またその遠赤外線を磁気テープに記録し、人間のかわりに機械に気功療法をやらせたところ、同じような治療効果が上がったという興味深いデータも出ているといいます。

中国だけでなく、触手療法など手を使った療法が世界各地で古くから伝えられています。わたしもずっと以前、フィリピンでその類いの療法を見たり、体験したことがあります。たしかにそのなかにはかなりいかがわしいものもあるが、患者が術者を信じるという催眠的効果も無視できません。

しかし中国の気功師の手のひらから科学的に観測できる物理エネルギーが放射されていることからもわかるように、人間の体への手当て効果を全面的に否定するべきではありません。それに、かりにその医学的効果が患者と術者の間の信頼関係のうえに成立するものだとして、それでいったい何が不都合なのか。科学的ではないにせよ、それで治っているなら、それはおおいに肯定されるべきことではないかとわたしなどは思います。

科学は目に見えぬものを否定する狭量を捨てさるべきです。何かをおもしろいと感じたりつまらないと感じる感情の発動、悲しさやうれしさなどの心のはたらきは目に見えません。生体の防御機能や自律神経系などのはたらきについても、科学の目からは不可視のものです。けれどもそれらは厳然としてある「科学的存在」なのですから。

プラシーボ効果については前に述べましたが、偽薬が効果を発揮するのは、それを本物と思いこむ心のはたらきや「信ずる」という心理的特性が原因となっています。

こうした心理効果によって、たとえば「これはウルシの葉です」といってウルシではない葉を触らせると、本当にウルシによるかぶれと同じ湿疹(しっしん)が体に出るといったことが実際に起こるのです。逆に、これはクリの葉ですとウルシの葉を触らせても、まったく湿疹が出ないというケースも起きてきます。

したがって思いこむとか信じるといった心理のはたらきを前提とした心理治療のようなものでも、その肉体に与える医学的効果と根拠は十二分にあるといえます。「考える」ことと「信じる」ことはかなり違う、このことはそうもいえるかもしれません。

いずれにせよ見えない世界を見つめる態度、つまり冷たい科学的視線でなく、生命思考のあたたかいまなざしこそが必要です。見える世界しか対象にしない物質科学では心や精神のはたらきを測定できない。想念科学あるいは精神科学のような範囲も設定して、「目に見えない世界を科学する」姿勢が求められているのです。

❖霊との交流で見えない世界の実在を知る

見えない世界の実在を感じる、信じる——こういう言葉を使うのが適当かどうかわかりませんが、目に見えない「霊魂」の世界やそのパワーの存在を、わたしは小さいときからごく自然に確信していました。

この世には不可知なものが存在する、いや、この世以外の世界が存在する。それはわれわれの目に見えたり、認識できる世界よりもはるかに広く大きく深い。またそうした不可知な世界は、わたしたちに知覚できるあらゆる可知なものの根源であり、万物に影響を与え、それらを統括してもいる……。

そんなふうに整理された考えではなかったけれども、見えない世界の存在をなんの抵抗もなく信じていたし、感じていたのです。そうした資質というか心の傾向がわたしは強かったのでしょう。しかし当時は、それもいまほどめずらしいことでもなかった。目に見えるものだけがすべてではない。そのことをごく自然に信じている人はいま以上に多かったのです。

だからというわけではありませんが、わたしは渋谷に医院を開業したころから戦後にかけて霊魂の世界に興味をもち、数々の霊との交流を行った経験があります。

人間は死ねば肉体は消えるが、魂は目に見えない世界へ移って、そこで生きつづける。その霊性の次元はしだいに向上していくが、まださほど高いレベルに達していない霊がその意思をこの世の人間に伝えようとする。その仲介者として選ばれるのがいわゆる霊媒や霊媒的素質をもった人で、霊視や霊感、霊聴といった方法によりさまざまな意思が伝達されます。したがって、

・人間は死んでも、霊魂は霊界で生きつづける。したがって人間に完全消滅としての死は

ない

・人間と霊界との間には交流が生まれる

というこ とがわかりました。わたしも当時、多くの霊たちと交流し、さまざまな現象や教えを霊界から伝達された経験があります。たとえば交霊のときにかならず現れて、魂の糧になる有益な話をたくさん聞かせてくれたひとりの霊がいました。わたしたちは親しみをこめて「大峯さん」と呼んでいましたが、大峯山で役の行者のもとで修行し、生きたまま昇天した仙人、つまり屍解仙です。

大峯さんの話は含蓄に富み、しかもそれを人間味あふれる洒脱な口調で語ってくれるので聞くたびに感銘を受けたものです。彼は侍の家に生まれたが、剣を持ってもダメ、書を読んでもダメ。意気地なしで何をやってもものにならなかったので、意を決して役の行者の弟子になり、修行を積んだ。

その体験から得た深い真理を、「ダメじゃと思う心をこそ捨てるんじゃ」とか「どんなに世の中が変わっても人間は変わらんぞ」といった簡潔な言葉で伝えてくれたものです。人間の罪科の深さを説き、それを償う大きなみそぎがやがて必要になることを、最初にわたしに教えてくれたのも、この大峯さんでした。

ただ、こういう話に拒絶反応を示す人がいるのは知っていますし、わたしもずっと以前に交霊行為はやめています。理由を簡単にいうと、霊との交流は霊と人間の間で直接行うべきもので、霊媒という第三者を介すべきでない。どんな霊媒にも自我や潜在意識があり、それが霊との純粋な交流をさまたげるとわかったからです。霊界からのメッセージや意思は、人間がみずからの直感で受けなくてはいけないと考えたからです。

それにわたしたちにコンタクトをとってくる霊は、霊性が高いものはとても少ない。それよりも、その霊の世界も包含するより大きく高い存在であり、万物の創造主である宇宙無限力の集束と活用を行ったほうが、わたしたちの知や力はずっと高まるし、その必要性のほうがずっと大きいのです。

したがって霊の世界の話はこれだけにとどめますが、ただ目に見える科学では解けない、不思議な現象はわたしの身の回りにいくつも起こっています。

たとえば最近、それぞれ離れて住んでいる子供たちの家族写真がいちどきに、家内の枕元へ参集してきた〝事件〟がありました。

正月のある朝、目を覚ますと家内がわたしを呼ぶので、いってみると、「あなた、これ……」と微笑(ほほえ)みながらティッシュペーパーの空き箱を示します。中を見ると、東京や横浜に離れて住んでいる四人の子供の家族写真が合わせて十三枚も入っている。子供や孫たちがにこやかに笑っているスナップ写真がそこに一堂に会しているのです。

その写真のどれにも見覚えはありません。はじめて目にする写真ばかりで、もともとわたしの家にあったものではありません。だから、それぞれの家から距離を超えて移動＝テレポーテーションしてきたものです。また写真が入っていた空き箱も、わたしが小物入れに使っていたが、二年ほど前にどこかへなくしてしまったものでした。

たくさんの見たことのない写真がわたしたちの寝ている間に家内の枕元にやってきて、なくなったはずの箱へ収まっている。

「これはあなた、子供たちの新年のあいさつがわりですよ」

そう家内はいったが、そのとおりだとわたしも思いました。

❖前世の因縁が人と人とを結びつけた

手紙だけでなく一冊の書物が距離を超えて別の場所に現れたこともあります。まったく面識のない、場所も遠く離れたある人のところにわたしの著書が忽然（こつぜん）と現れたのです。

場所は九州の佐賀。

佐賀大学で長年、教育心理学の教授を務められていたSさんの語ってくれたお話です。Sさんは、読みたい本は書店にまとめて注文し、自宅に郵送してもらうのが習慣になっていました。

ところが二年前のある日、届いた七、八冊の本の包みを開けてみて、Sさんは首をひねりました。まったく注文した覚えのない本が一冊まじっているからです。すぐに書店に問い合わせたところ、たしかに注文を受けているという。しかしSさんにその記憶はまったくない。書名も著者の名前にも全然心当たりがありません。その本がわたしの最初の著書『健康・長寿と安楽詩』でした。

そのときのことをSさんは次のように手紙に書いています。

「九月のはじめわたしの机の上に、先生の著書『健康・長寿と安楽詩』がありました。どうして机の上にあったのか、いまはっきりした記憶がありません。ためしにそれをちょっと開いてみたら急に引きこまれてそれから一気に無我夢中になって読破しました。この中には現在わたしが飢えていたものがすべてありました。

私は現在八十八歳です。元は佐賀大で教育心理学を講義していました。教育学博士という学位もありますが、六、七年前から新しい超心理学などに興味をもったり、気功に手を出したり、座禅もしたりしていましたが、先生の本にはわたしが欲していた奥深い完全に近い真理が満ちていました。わたしはさっそく正心調息法を始めました。

同時に先生のほかの二著も取り寄せ、続いて一気に読破しました。二著ともにむさぼり読みました。わたしには五人の子供（男四人、女一人）がいて、孫も十二人（男六人、女六人）いますが、全員に読ますべく、差し当たり、五冊（子供の分）注文いたしました。

わたしには先生のご本が、わたしのこれまで求めてきた人生の最高書のように思えます。ありがとうございました。

わたしは若いころから人生の目的を『この世における人間として最高の人物に出会いたい』にしてきました。いま先生の著書を拝見しまして、わたしの念願した人物は『先生だ』と直感しています」

手紙にもあるように、彼はわたしとそう年の違わないご老人で、もともと健康なたちだが老化は避けられない年齢です。しかし正心調息法を始めてから、ますます老い知らずで元気を保ち、家族や昔の教え子など周囲の人にも正心調息法をすすめています。

本が突然出現するといったことは、私の周囲ではよくあることです。本だけでなくいろいろな品物が身近に現れます。また反対にわたしのところからどこかに行ったり、戻ってきたりということもあります。

だからこのときもさほど驚きませんでしたが、そのとき四国の徳島で講演の予定があったので、Sさんに電話をかけ、もし都合がつくようでしたら、徳島でお会いしませんかとお誘いしました。

Sさんはふたつ返事で承諾し、当日、泊まりがけで徳島へ姿を見せてくれました。こちらが恐縮するほど感激の態で、わたしもうれしかったが、そのときのSさんは失礼ながら少し腰も曲がって、足もともおぼつかない感じでした。

それがその後、大阪、東京、神戸とわたしが講演を行う先にかならずといっていいほど姿を見せてくれるようになり、そのたびに元気が増していくのがわかりました。足もともしっかりとなり背筋もピンと伸びて、顔の色つやも見違えるようで声もすっかり若返って張りが出てきた。正心調息法の効果が明白に表れてきたのです。

わたしのみるところ、Sさんは「こうなるべくしてなった」ともいえます。手紙にあったようにSさんは若いときから「世の中でいちばん偉い人に会いたい」という願望をもっていたが、わたしの著書を読んだとき、ついにその人にめぐり合ったと直感したそうです。わたしはとてもそんな人間ではありませんが、次にいうようにSさんとわたしの間にはふたつの意味で因縁があった。その目に見えぬ縁が、忽然と現れた書物をきっかけに表出したのです。

ひとつは「前世」からの因縁です。簡単にいいますと、Sさんは学生時代から聖徳太子に深い興味を抱き、後年、太子の研究家ともなった人ですが、これには霊的な理由があります。

彼の前世は忌部（いんべ）という聖徳太子に仕えていた一族なのです。いっぽうわたしの前世も忌部信連といって聖徳太子に仕えていた者です。つまりふたりの前世は同族でともに聖徳太子の側近であったという因縁があったのです。

しかも徳島という土地は忌部神社があるように、かつては忌部の領地であり、その血統にきわめて縁が深い土地です。したがってわたしとSさんがその徳島で会うことは、この世では偶然のなりゆきと見えても、霊の世界ではちゃんと一本の因縁の糸で結ばれていたことなのです。

もちろん、霊界にいる縁のある霊たちのはからいもあったでしょう。

大事なもの、求めているものはかならず実現する

もうひとつは現世での因縁です。

Sさんは大学を退官後、超心理学に興味をもったり座禅を行ったり気功を習ったりなど、目に見えない精神世界に強くひかれていたそうです。つまりSさんの側に見えない世界の実在を信じる資質や傾向があり、それが一種の受け皿となってわたしの著書を呼び寄せ、わたしとSさんを結びつけたのです。

こういうとあまりに単純な理解だというかもしれません。しかし真理というのは意外なくらい簡単な原理からできているものです。簡単だから深遠だともいえます。

学問には複雑難解をもって深遠とする衒学的傾向がかなりありますが、これはまったく逆で、真理というのはしごく単純なものです。そこに夾雑物の入りこむ余地はないからです。コンピュータの複雑膨大な計算がすべて0と1の単純な二進法の積み重ねでなされているようなものです。また赤ん坊の笑顔がこの世でもっとも美しいようなものです。

つまり本は、Sさんが「求めていたから現れた」のです。Sさんが目に見えない世界の実在を信じ、その真理を欲していたから、本が出現してひとつの回答をSさんに教えたの

です。前に「願ったことはかならずかなう」と述べ、神に祈るときはその祈りはかなえられたと信ぜよというキリストの言葉を紹介したのは、こういうことなのです。

祈りや願いや意思は「かなえられた」という精神の受け皿、心の磁場を用意することで、そうなりやすくなる。宇宙無限力がそこに作用し、幽子レベルにおいてそれを形成するからです。求めかつ信ずる心が実現を引き寄せるのです。ゴルフで、いくら腕がよくても最低限カップに届くよう強く打たなければ絶対にカップインしない。それと同じように、成果を信じて祈らなくてはかなわない。求めなければ表れないのです。

だからSさんに限らず、あなたにとって大事なもの、求めているものは成果を信じていればかならず実現するし、かならず表れるものです。

この世にあるものはすべて意味があり、価値があり、理由があるから存在しています。それが必要であり大事なものだから「ある」のであり、求めていないもの、不要なもの、大事でないものはそもそも存在しません。地上に不要なものは何ひとつない、意味のないものは毛一本ほどもないのです。

このことをわたしは宇宙無限力の存在を知ってからいっそう強く確信するようになりました。宇宙の意思が万物をそうつくっているのです。宇宙の深遠なる意思はこの世にムダなものなどいっさいつくりません。意味や価値や理由あるものしかこの世にもたらさない、それが宇宙の意思であり法則だからです。

聖人君子から殺人犯まで、ゴキブリからガンまで、すべて必要だから存在している。子供が生まれ、親が死ぬ、どちらもそうなる理由のある必然の出来事なのです。

それがわたしたちの目にどう見えようと、心でそれをどう感じようと、森羅万象この世にムダなものはなく、必要なものだけがあり、また必要なことだけが起こるのです。

❖因果律の大きなサイクルにそって生きよ

この世にムダはありません。すべてあるべくしてあり、なるべくしてなり、起こるべくして起こる——それが宇宙の意思にもとづく必然の理（ことわり）だからです。

物事に失敗した、しくじった。だがそれも理由のないことではありません。その失敗は次の善因となるのです。いまの失敗が次の成功を呼びこむ因となるのです。百万円儲（もう）け損なった、しかしそれでいいのです。百万円儲けていたら、それ以上に悪いことがその人に起きていたかもしれないからです。

飛行機に乗り損なったために商談が成立しなかった、しまったと悔やんでいたところ、その飛行機が墜落したということもあります。むろんこの逆、成功が失敗の原因となることもいっぱいあります。

悪いことがよいことにつながり、善が悪に通じていく——すべてが因であり、果であり、それがまた次の因になっていく。過去は現在の原因であり、現在の結果が未来の因となっていく。この因果律の無限のサイクルのなかに、わたしたち人間を含めた森羅万象は存在しているのです。

ただし、すべてが因果律のもとにあるなら、単純にいって善悪や苦楽は半分ずつ起こらなくてはなりません。しかし世の中はまことに不公平です。

「まじめにはたらき、世のため人のために尽くしている人が、いっこうにうだつがあがらない。不運続きのままみじめな一生を終わることもある」

「いっぽう、悪いことをしほうだいしているにもかかわらず富み栄え、安楽にあの世へ旅立つ人もいる。まったくでたらめだ、この世には神も仏もないのか」

こういうことはよくあることで、なるほど悪因悪果、善因善果とはなっていません。しかしそれは現世だけを見た近視眼的な考え方で、来世まで視野を広げればちゃんと因果の帳尻（ちょうじり）は合わされています。因果は応報し、来世においてはよいことをした人にはよい結果が、悪いことをした人には悪い結果がきちんともたらされています。おのれから出たものはすべておのれに返ってきているのです。

わたしは仏教的な悟りを口にしているのではありません。こうした因果律を知ることで、ふだんの心のもち方をずいぶん変えることができるし、また、正しい心の使い方の実現に応用することができるのです。

すなわち大きな因果律のバイオリズムのなかにすべてがあると考えれば、幸も不幸も必然として受け止められるようになり、前向きな心も感謝の念も自然にわいてくるようになるでしょう。日々、よい因をつくるよう努めることはよい果を生むことに通じる、それを知って生きれば自然にプラス思考を手に入れることができるでしょう。

また、すべては起こるべくして起こっているのだから、不幸をそのまま不幸ととらえる必要はなくなります。不幸も幸の因、今日の苦は明日の楽のためにある、そういうふうに宇宙の法則ができているのだから、何事も必然ととらえて平静に、落ち着いた心で毎日を送ることが可能になります。

因果のバイオリズム、つまり大きな宇宙の原理にそって、目先の幸不幸に一喜一憂することなく、できるだけゆったりと生きることです。そうすれば、その果として大幸福をつかむことができる。宇宙の理は人間に絶対的な不幸をもたらすようにはけっしてできていないのですから。

❖いまこの瞬間を精一杯に生きること

ですから、いまこの瞬間を懸命に生きることが大切です。世の中のいっさいは宇宙の意思の顕現ですから、その決められた筋書きにそって、過去にいたずらにこだわることなく、未来にあれこれ思いわずらうこともなく、いまこの瞬間を精一杯に生きることが大事です。また因果律や宇宙の理を知ることによって、それが可能にもなります。

現在ただいまにすべてがある。そう思えば、理由をさぐることなく、結果を気にすることもなく、そのいまに全力を注いで余念のない態度が手に入ります。その場そのときの心がすぐさま実現できるようになるのです。雨が降ったら雨が降ったときの心持ちになり、晴れたら晴れたでそのような気持ちになれる。そのときその場の心が可能となって、こだわりや迷いのない、明朗で平穏な心を常のものとできるのです。

一瞬にすべてがある——これは心のありようを説くための比喩というだけでなく、宇宙の理でもあるのです。過去、現在、未来という直線で時間というものは流れており、過去はもう過ぎ去り、未来はまだやってこない。これがわたしたちの時間に対する概念です。これは三次元世界では正しい考え方です。

しかしもっと高次元の世界では、過去も現在も未来もない。時間の単線的な流れという現象も概念もありません。すべていまという瞬間しかない。あるいは、いまという一点に過去、現在、未来のすべてが含まれているのです。もちろん、この「いま」「一点」という表現も三次元における便宜的なもので、本当はそこにはその「いま」もありません。いわば空です。しかしその空は全存在を包含している空です。その空の一点に、これまでの長い長い過去も、これからの長い長い未来も、そしてその永遠の時間の流れのなかに消長した、消長するであろう全存在物もすべて含まれているのです。

もっとも三次元に生きるわたしたちは、これを物理的に認識したり知覚することはできません。ただ観念のうえでそれを想像したり、仮定するほかない。これまで多くの哲学者や宗教家がいろいろな表現でこの「全存在のいま」を想定してきましたが、すべて観念論の域を出たものではありません。それも無理からぬことです。

しかし口幅ったいのですが、わたしにはその存在が観念論よりはもっと明確な認識対象として見えるし、実感できるのです。「全存在のいま」を直感でき、すべての過去、現在、未来が含まれた一点が知覚できるように思えるのです。だがそのことをこれ以上説明するのはやめておきます。わたしの使う言葉は三次元レベルの言葉であり、それでもって高次元世界の成り立ちを説明することは不可能だからです。

絵画というのは立体物を平面物である紙に移しかえる行為でもありますが、いくら巧妙に描写しても、それは立体物の「それらしい模写」にすぎません。平面ではより次元の高い立体を完全には表現できません。わたしはその愚を犯したくないのです。

ただわたしに限らず、その「全存在のいま」を感じることはだれにも可能なはずです。すべてを含み、すべての源である根源の一点を常に頭の中にイメージし、直感することはだれにもできます。それを思い描くことで、現実生活における現在ただいまを一生懸命、前向きに、迷いなく生きる糧とすればよいのです。

正心調息法によって宇宙を深く呼吸し、その息吹を臍下丹田（せいかたんでん）の一点に集めることは、宇宙の全存在を含む一点をそこに集束することでもあるのです。

第5章

大動乱の時代をどう生きぬくか

❖「使命」がわたしを生かしている

開業医時代、神奈川県の二宮というところまで往診の足を延ばしたついでに、気まぐれを起こしたのが原因で死にかけたことがあります。

診察を終えて、駅までの道を往診先の娘さんが日傘をさして送ってくれたのですが、二宮海岸から眺望できる相模灘の美しさといったらない。それで生来、好奇心強いヤンチャ坊主であるわたしは、どうしても泳ぎたくなり、矢もたてもたまらなくなって、娘さんが止めるのも聞かずに、越中ふんどし一枚の格好で海へ飛びこみました。

ほかに人影はなく、しばらくは海をひとりじめして爽快（そうかい）でしたが、やがてすごい勢いで沖へと流されているのに気づいた。泳げどももがけど、みるみる岸から遠ざかり、娘さんの姿も豆粒のようになって、やがて海岸線さえ見えなくなってしまいました。

おそらく二〇〇メートル以上流されたでしょう、体力も尽き、もはやこれまでかと観念したところへ、ひときわ大きな波が襲ってきました。わたしの体は波にのまれ、もてあそばれるように水中でグルグルと回転しはじめました。いったいどれくらいの時間波にもまれていたのか、おそらく数分に及んだはずです。天地の感覚はとっくに消えて視界もまっ暗、正気を失っていました。と突然、わたしは砂浜に放り出されたのです。

助かった、生き返ったと息をつき、人心地ついてみるとまったくの無事息災です。すり傷ひとつありません。心配そうに駆けつけてくる娘さんの姿を見ながら、わたしは不思議でならなかった。なぜ突然、大きな波が襲ってきたのか。波に翻弄（ほんろう）されながらどうしてあんなに長く息を止めていられたのか。なぜふたたび陸のほうへ巻き戻されて、命拾いできたのか。

わたしは帰る道すがら、あるいはそれから時を経るにしたがって、次のような確信を強く抱くようになりました。

絶体絶命の瀬戸際から生還できたのは、何かの力がわたしを生かそうとしたのだ。人間はだれもが使命をもって生まれてきている、その使命を果たすまで「おまえは生きよ」と、だれかがわたしを生かしてくれたのだ。その使命を果たすまではわたしは死にたくても死ねないのだ――。

死に損なった経験はまだあります。化膿性腹膜炎（かのうせいふくまくえん）にかかって腸管麻痺（まひ）を起こし、臨終の宣告を受けたこともある。

そもそもは虫垂炎にかかったのがきっかけでした。虫垂炎の症状はあったが忙しくて治療するひまがなく、そのままにしていたら、往診中に患部が体内でプツンと破れた自覚があった。あわてて家に戻って知り合いの外科医に来てもらい、わたしの医院の診察室を手術室にして開腹してもらいました。

開けたとたん膿(うみ)がいっぱいにあふれ出し、腸が風船のようにふくらんで腸管麻痺を起こしていました。これが起こったら一〇〇%助かりません、医者も家族に「今夜がご臨終になるでしょう」と告げました。このときは当時いっしょに霊の研究をしていた仲間が集まってくれ、わたしを囲んで夜を徹して熱心に祈り、「手当て」を始め集団治療をほどこしてくれたおかげで、奇跡的に一命をとりとめることができました。

三途(さんず)の川を半分以上渡ったところで、このときも九死に一生を得て、こちら側へ生還できた。これもやはり、わたしに与えられた使命がわたしを生かしたのではないか、そう考えています。

❖大自然が見せてくれたさまざまな不思議現象

やはり開業医時代、当時は特効薬がなくて〝死病〟であった結核を患ったときも、医者は自分の天職であり天命だから、これっぽっちのことで死ぬはずがないという強固な確信がわたしにはありました。

そのように病気や事故、あるいは日常生活におけるさまざまな形で、おまえには使命がある、その使命を果たせという信号が、どこか深いところ高いところから何度も送られてきている。そう思わざるをえない出来事がわたしには数多く起きているのです。

アフリカ旅行へ出かけたときもそうでした。数々の自然とのふれ合いや動物との交流を通じて、わたしの乏しい知識ではなかなか説明のつかない不思議なかかわり合いに出合い、そこからおのれの使命を知らされるサインをいくつも受け取ったのです。そのなかから二、三紹介してみましょう。

二十五年ほど前、わたしたち夫婦は三週間のアフリカ旅行に出かけました。おもにケニアなど数か国のサバンナ（草原）をサファリカーで走る旅です。タンザニアの草原を走っているとき、突然、行く手に湖がひらけてきました。周囲をたくさんの木々で囲まれ、中に島もある広大な湖です。湖面には木の影、島の影が映り、美しい水が満々とたたえられています。

わたしたちを乗せた車は道を走りながらこの湖の中へと入っていった。というより、車の行く手に自然に道ができ、それが広い湖面をふたつに割るようにまっすぐ伸びていくのです。現地の運転手は驚いた顔で言葉も出ない。わたしたちも不思議だ、不思議だと首をひねるばかりです。蜃気楼（しんきろう）の幻で湖が見えたとだれもが思っていたのに、近づいてもそれは消えるどころか、車が水面の上を走っていくのですから。

途中で振り返ると、いま走ってきた道は消えて水面だけが広がっている。だが前には道が一筋続いている……。ついに渡り終わって、後ろを見ると、こんどは湖はきれいに消滅してあとかたもない。元どおりの草原が広がっているばかりです。

「こんなことは、はじめてです。どうなってるんだ」

運転手はそうくり返しつぶやく。わたしだってどういうことか説明できません。科学では説明できない不思議な現象にまきこまれた、不思議現象を眼前に見せられたと思うほかないのです。

また乾季の最中で、連日、一滴の雨も降らない。草は枯れ、大地はひび割れている時期なのに、地面がぬれているのも目にしました。それでおかしいなと思いながら、顔を上げると、空に実に壮麗な虹がかかっている。見たこともないほど幅の広い、七色の完璧（かんぺき）なアーチで、しかもその外側にもうひとつ、さらに大きな虹がかかっている。われわれはその虹をくぐって走ったのです。

そして旅行最終日の早朝、宿泊したロッジの外へ出てみると、天地四囲、視界いっぱいが金色に輝いています。眼下に広がるアルバート湖も草原も空も、みんな金色のまばゆい光がみなぎって、一面に隙間（すきま）なく金箔（きんぱく）をまいたようです。太陽もひときわ濃いゴールドの鏡のごとく燦然（さんぜん）と光り輝いている。あまりの荘厳さに圧倒され、言葉を失って、わたしは茫然（ぼうぜん）と立ち尽くしていました。

この地を去るにあたって、特別にアフリカの自然がさよならをいっている、別れのあいさつとしてこのパノラマを示している、そのときわたしはそう思いました。

❖自分に向けられたサインだと思いはじめた

それだけではありません。その日でサファリの旅を終え、動物保護区を出て、大草原のまん中の帰路をたどっていると一頭の象に出合ったのです。保護区の外だから動物の姿は見えないはずなのに、大きな雄象が道路の左側に立っている。

それまでにもたくさんの象を目にしたが、そんなに大きな象ははじめてです。みんな驚

き、不思議がって車を止めると、巨象はゆっくりと向き直り、二、三歩あとずさりすると
じっとこちらを凝視しました。わたしたちは顔を見合わせ、アフリカの動物を代表してこの象が見送りにきてくれたのだと思い、口々にありがとうと礼をいいました。

すると象は大きな耳を左右に開き、お辞儀のように頭を下げながら、耳をばさりばさりと何度か打ち合わせたのです。別れを惜しんでいるのだ――わたしたちはひどく感激しました。しばらくして車が動き出しても、象はまだこちらを小さなやさしい目でなごり惜しそうに見ている。保護区の外には象牙を目当ての密猟者が多い。わたしたちはそれが心配で、

「もういいから、早く帰りなさい」

と声をかけるが、まだこちらを見ているのです。結局、視界の彼方(かなた)に点となって消えるまで、象はわたしたちをずっと見送ってくれたのです。

また、ナクル湖というところにフラミンゴを見に行ったときにも、不思議なことが起こりました。私が湖畔に立つと、目の前にいた、一羽のフラミンゴが飛び立ちました。すると続いて一羽ずつそれに続き、目の前の空にきれいな大きな渦巻きをつくって飛んだあと目の前で静かに着水したのです。運転手はこんなことははじめてだといって驚いている。

フラミンゴは普通は夕方の四時ごろにならないと飛ばないということですが、そのときはまだ昼間の二時ごろのことだったのです。

こうした不思議な現象をほかにもいくつか体験しました。それはアフリカ旅行に限らず、前に述べたモンブラン見物のときも、あるいはアフリカのルベンゾリー山麓（さんろく）を周遊したときも、国内でも家の中でも、いつも日常茶飯事のように〝小さな奇跡〟をわたしは体験しています。そのまま見すごしてしまえばなんでもないことかもしれません。けれども、わたしはそれを見すごすことはできなかった。

そしていつのころからか、わたしはそれを単なる不思議現象ではなく、自分の使命を知らせるサインなのだと考えるようになったわけです。アフリカの大自然がいくつかの現象を示すことで、わたしには大きな意思から付託された使命があること、それをわたしが果たすことをおおいに期待されていることを確信するようになったのです。

そう気づいてみると、幼いころから体が弱くさまざまな健康法をためし、呼吸法に出合って、それを自己流に深めて正心調息法を完成させたこと。その実践によって宇宙無限力の存在と活用法を知ったこと。それもその使命を果たすためにわたしに与えられた〝武器〟であり、使命へ近づくための有力な方法ではないか。それらを活用して、使命を果たすことこそがわたしの生きる意義なのではないか、そう思うようになったのです。

それならその使命は何かといえば、医者として人のいのちを救うこともそのひとつでしたでしょう。しかし究極的には世界平和の実現、それが大きな使命です。またいま地球が直面しているさまざまな課題を克服し、破滅の危機から地球を救うことです。

また大ボラ吹きが始まったとあきれるかもしれません。大言壮語もいいかげんにしろとお叱り（しか）りを受ける覚悟もできています。だから、どうかサジを投げずに老人の思い上がりの言葉にもうしばらく耳を傾けていただきたい。

❖世界平和の実現こそが人生の使命だと気づく

世界の平和については、戦後すぐのころからほぼ半世紀にわたって、わたしはその実現を祈りつづけてきたものです。

それは交霊をやっていたころに、霊界から「世界平和を祈れ、その本願達成のための道を歩め」という指令を受け取って以来のことでした。しばらくたって交霊をやめてしまってからも、わたしはひとりで平和を願ってきた。わたしひとりの力などは微々たるものでなんの効果もないだろうが、ほかにもたくさん平和を祈っている人もいるから、それらの力が結集されてやがて実現されるだろう、そう思ってきたのです。

けれども心の隅には、いつものれんに腕押しの感もありました。祈っても平和が実現するどころか、世界の状況はだんだん悪くなるばかりだからです。祈ぎ事(ねぎごと)のなかに含まれる言霊(ことだま)の力や、想念の力について疑いをもつことはありませんでしたが、祈るだけで本当に平和がかなうのかという根本的な疑問がどうしても心を去らなかったのです。

しかし、正心調息法の実践と宇宙無限力の活用を説いた著書を世に出しはじめてから、その実現に確信がもてるようになりました。本を読んだ人がわたしの説いたとおりに実行することで、わたし同様、心身の健康と幸せを手にすることができた。そういう反響が数多く寄せられたからです。

つまり、そのようにして正心調息法を実践し、宇宙無限力の偉大な力を活用する人がふえていけば、心身の健全さを保持した人が増加して世界平和への力強い要因となり、基盤となるだろう。正心調息法はその具体的な方法としてはたいへん強力な武器となるものだと、あらためて気づいたのです。

正心調息法は宇宙無限力を体内に集束し、想念や祈りの力を強化し、強く断言（大断言）することによって、思いを現実化するきわめて有効な方法です。これを多くの人が実践してくれれば、すぐにとはいわないが、やがて祈るだけでは成らなかった世界平和が実現できるはずです。しかも正心調息法はだれでも、どこでもいますぐにできる方法です。時間も十五分か二十分ですむ。つまり平和実現の方法としてはきわめて簡便で、広範に浸透していく条件を備えているのです。

九十歳を超えてから、わたしはそのことに遅ればせながら気づき、自分の晩年の使命がそこにこそあると強く認識しました。正心調息法を世に広めることで世界平和を達成する、それをわたしの人生の最後のテーマにしようと決心したのです。

❖地球の大変動が近づきつつある

ただし、残された時間はあまり長くないぞ、というあせりに似た気持ちがないではありません。そう遠くない将来、地球の「自浄運動」が起こって、世界は大規模な天変地異と動乱に包まれる――そのことがほぼ確実だからです。

カタストロフィ（大破滅）に関する予言はノストラダムスのものをはじめたくさん流布

されていますが、その大半は破滅のときが二十世紀の末とされていた。けれどもわたしは、そのときは二十一世紀の初頭だという予告を受け取っています。

わたしが古代霊である大峯さんからそれを聞かされたのはわたしが四十五歳のとき、昭和二十二年ごろのことで、その発生時期は六十年先ということでした。したがってこの予言によれば二〇〇七年ごろカタストロフィが地球を襲うことになるのです。

破滅の内容は、人間は長い間、間違ったことや罪業を積み重ねてきた。だまし合い、奪い合い、殺し合い、地球を汚し、壊してきた。その結果として人間界の大掃除、地球の大浄化が必要となってきた。罪を償わなければならないときがやってきたのです。

まず予防法も治療法もない難病が流行する。飢饉(ききん)もやってくる。人間は青いものならなんでも食べなくてはいけなくなるような大飢饉もくるだろう。さらには地震、噴火、津波などの大規模な天災が世界を襲う。そして自浄作用としてもっとも大きなものは地殻の変動と地軸が傾くことです。

地軸が傾くことによって熱帯と寒帯が入れかわり、北極南極の氷は溶けて水位は上がる。そこで海に没する陸地もあれば、隆起する海底もある。地球の様相は一変し、筆舌に尽くしがたい惨状を呈するだろう。しかし、その償いのすんだあとは世界も人間も一新され、清澄で穏やかな、真の平和が訪れる……。おおむねこうした内容で、巷間、流布されている終末論とさほど異なるものではありません。

こうした予言はわが国でも古くから行われており、古代の記録にも残っています。たとえば茨城県の磯原に皇祖皇太神宮という神社がありますが、そこにある竹内文書という古文書には何万年も前の古代文字で大動乱の予言が書かれています。あるいは日月神示とか大本教のお筆先など、いくつも予言の書が存在しているのです。

だから、わたしはこのカタストロフィの予言を聞いたときもひどく驚いたというわけではなかったし、当初その内容を全面的に信じたわけでもありませんでした。前述したように因果律を信じているので、「償い」という意味ではそれ相応の償いを人間はしなければならないだろうとは考えていました。

しかし、それほどの大惨事が起こるかどうかについては肯定も否定もできない、というのが正直な感想でした。予言というものには警告や啓蒙の意味合いも多く含まれているから——その信憑性は別にして——事実はそのときになってみなくてはわからないと思っていたのです。

人間が積んだ罪因に対する結果としては、その予言の中身はあまりにも惨禍が大きすぎるものです。因果律の「果」としてはまことに理不尽です。それもあって「何かがあらためられる」ことは確実だが、それほど大規模な破滅にはいたらないだろう。予言そのものについても、心のどこかでは当たらないかもしれないと思ってきたのです。

❖多くの予言が語る浄化のとき

しかし、聖徳太子が『未然紀』『未来記』という書物の中で、やはり二十一世紀のはじめのうちに「地軸が傾き大動乱が起こる」という内容の予言をしていると知ったとき、大破滅はかならずくると確信するようになりました。アフリカの大自然が送ってきた信号をはじめ、自分の使命を知らせるサインが頻出し、積み重なってきたことも大きな要因です。使命を付託され、正心調息法の実践で宇宙無限力の活用法を体得したということは、その力が必要なときがかならずやってくるということの証拠でしょう。また最近の世界の動向や人間の所業を見ていると、状況は悪くなるいっぽうのように思えます。

ナイフで人を刺し、援助交際という売春を行い、覚醒剤にまで手を出す少年少女、それを諫められない親や学校。平然と不正義を行う役人、欲望ばかり肥大して足ることを知らない人々……文明は進んだのに、文化風俗は退廃し、人の心は荒れるばかりです。またダイオキシンや酸性雨や環境ホルモンなどで、自分たちの住む環境を汚染、破壊してもほとんど省みることもありません。

人間はブレーキの壊れた車のように罪過罪業をますます積み重ねるいっぽうのようです。カタストロフィという大浄化に直面し、大きな裁きを受けないと目が覚めない、そうした地点にまで人間は自分で自分を追い詰めてしまった感がある。

人間の罪過はすでに臨界点を超えてしまったのではないか――そう思うのはわたしばかりではないでしょう。カタストロフィの到来うんぬんは別にしても、少なくとも「このままではいけない」、あるいは「このままですむはずがない」と感じている人はたくさんいるはずです。

そうしたことからわたしは、大動乱は九分九厘、いや一〇〇%やってくると考えるようになりました。本来、悪い予言など当たらないのにこしたことはないのです。まして地軸が傾くような決定的な破滅の予言など、人騒がせなオオカミ少年の叫びで終わってしまうのがいちばんいい。わたしはその点では、鬼面人を驚かすようなまねは嫌いだし、そんなことはしたくありません。

しかし、こんどばかりは予言は現実のものとなるのではないか。大浄化が必要なほど人間は汚れすぎてしまったからです。リフォームではもう間に合わない。基礎から建て直さなくてはならない。それほど人間は自分の住む家をガタガタにしてしまった。再建のためには一度、いまの家を壊す必要がある――ということなのです。

破滅と浄化の予言、そういってもピンとこない人が大半だと思います。そんなことはまったく信じないという人が五割、半信半疑の人が三割、予言は実現するという人が二割、反応はそんなところでしょう。しかし人類ははるか昔から終末に関する予言をくり返し行ってきました。

聖書の最終章、ヨハネの黙示録には「時が近づいている」「すべてのものを新たにする」などといった表現が散見される。これは数々の災害と復活に関するキリストの預言の書で、すでに千九百年も前に書かれたものです。また一一〇〇年ごろマラキが『法皇の歴史』で記した数々の預言、さらには有名なノストラダムスの四行詩による予言。エドガー・ケイシーは一九九八年からカタストロフィが始まると書いています。

あるいは、日本でも以前ベストセラーになった『神々の指紋』という本には、世界に点在する古文書や古代文字を解読したところ、われわれの子孫はひどい目にあうことになると書いてあり、その時期はやはり二十一世紀はじめごろに重なるといいます。

❖すでに「終わり」は始まっている

予言ではありませんが、さきほど述べた地軸の傾きについても、その発生の可能性を示している地球物理学者がいるそうです。地軸が傾くことをポールシフトといいますが、地球の磁気の変化とそのポールシフト発生の関係を調べていくと、地球は過去に何度かポールシフトした形跡があり、また近い将来、ふたたびそれが起こる可能性を示すデータが出ているそうです。

また最近、出版された『聖書の暗号』という本はそうした予言の集大成ともいうべき本です。

未来の出来事に関する情報が、三千年前に聖書の中に暗号化されていたとし、そのパズルのように隠されたメッセージを解読していくと、ロシア革命、ウォール街に端を発した世界大恐慌、広島への原爆投下、ケネディ暗殺、湾岸戦争、阪神大震災といった世界の歴史に刻印された出来事は、すべてすでに予言されていたものだといいます。

そして、二十一世紀の最初の数年間に聖書の黙示録に記された恐ろしい予言が次々に現実化されていく。世界規模の核戦争によるハルマゲドンはその皮切りであり、大地震の発生がそのとどめとなるが、その中心はほかならぬこの日本だといいます。阪神大震災に続いて、それをはるかに上回る規模の地震が日本を襲い、それが「最後の日」を決定づける……そう暗示されているというのです。

どの予言書を見ても、二十世紀終わりから二十一世紀はじめにかけて世界レベルの大動乱が起こる、つまり「終わり」が始まることが共通して示されています。

もちろん予言には、実現するものもあればしないものもあります。警告の意味合いが強いから、その警告にしたがって人間が行為をあらためれば、その結果、悪い予言がはずれるという場合もあります。その意味では予言が当たるもはずれるも、われわれの行動しだいだともいえる。悔いあらため、是正すれば、それが因となってよい結果がもたらされるからです。

わたしも最近まではそう考え、多くの人が正心調息法を実践し、そのなかに組みこまれた大断言という妙法を使ってくれればカタストロフィを避けることができるのではないかと考えていました。しかし事態は想像以上に深刻であり、それをもってしても、どうやら大浄化の到来は不可避なものだと考えをあらためました。

前に書いたような理由から、人間がいまから心を入れかえてももはや手遅れである。われわれは裁きを待つほかない――いかに悲観的に聞こえようと、人騒がせな言動だといわれても、わたしはそう考えるようになったのです。考えてみれば汚れが目に余り、ほこりがあふれるほどたまったら、大掃除が必要となるのは自然の摂理に近い当然のなりゆきでもあるのですから。

したがって、くるのかこないのか、その二者択一でいえばカタストロフィはくる――というのが結論です。

❖新しく生まれ変わるためには大破壊が必要

しかしそれは完全な地球の破滅ではありません。人類の終末でもありません。ワーグナーの楽劇のようにバルハラ宮殿は炎上してしまうかもしれないが、決定的な「神々の黄昏(たそがれ)」とはならないのです。

それは大がかりな浄化作用であり裁きです。したがって天変地異が襲来して大惨状を呈し、人間がみそぎを受け、償いを果たしたあとは、地球はきれいになり、人間は正しくあらたまって、真の平和な世界が訪れます。

実はその再生のためにカタストロフィが必要なのです。新しく生まれ変わるために破壊が必要であり、新生へいたるひとつのプロセスとしてカタストロフィがある。いわば「よくなるために破滅がくる」のです。

大がかりな地殻変動と天変地異ののち、ふたたび地球は安定して静けさを取り戻すでしょう。炎は収まり、洪水は去って、海は静謐に帰る。陽光も大気も澄み、草木は緑に燃え、鳥は鳴き交わす。汚れや悪はぬぐい流されて地球は新しく生まれ変わる。そして人間もまたそこから生き直すことになります。

そのとき人間の数は減っているでしょう。ヨハネの黙示録では半分に減るといっていますが、もっと減るかもしれない。天変地異によって人間の数が淘汰され、その魂も浄化される。逆にいえば、新生の世界に必要とされる人間だけが生き残るわけです。

カタストロフィの過程で、ある人は命を落とし、ある人はケガをし難病にかかり、ある人は飢えて……とさまざまな形の苦難を経験します。それによって償いをし、浄化されて、魂を清めるのです。それを成しえた人がその後も生き残って、新しい世界をつくっていくのです。

こういうと、ノアの方舟（はこぶね）みたいな「選民思想」のように聞こえるかもしれません。しかしそうではないのです。だれが生き残るかを、わたしたちはクジびきみたいに神から選ばれるのではない。自分で選ぶのです。自分が主体となって自分の意思で再生の道を選びとる。自分で自分を浄化していく、そういう人が新しい時代に生きることができる。

だから、神から選ばれるのでもなく偶然の奇跡でもなく、当然の結果として生き残るのです。外からのみそぎの波に洗われてあわてて目覚めるのでなく、自分の意思でみずから償い、清めた人が新生へのチケットを手にすることになるのです。

では、このとき神は何をしているのか。宇宙無限力がカタストロフィを避けてくれることはないのか。それはありません。なぜならカタストロフィを通過させ、人間が自分たちの手で新しく地球をつくり直すことが神の、宇宙無限力の意思だからです。

神にとってみれば地球や人間の存在など海岸の砂粒ひとつに等しいものです。宇宙には地球のような惑星が百億兆あるといわれ、それがすべて偉大な摂理のもとにあります。その偉大な力をもってすれば、地球ひとつを助けてやるのも破壊してしまうのも朝飯前のことでしょう。

しかし神はそのどちらもしません。あくまで人間がみずからの意思によって再建の道をたどるように仕向けているからです。それでなくては意味がないからです。親が子供の宿題をやってしまったのでは、子供の学力はちっとも伸びません。だから神はみずからは手を差し伸べず、人間がたどるべき過程をその自由意思でたどって、地球の再生へといたるのを待っているのです。

❖それでも生き残って平和な世をつくる

では人間がその自由意思で災厄を乗りきり、真に平和な世界をつくるのには具体的にどうしたらいいか。

正心調息法の実践――それがたいへん有効な、ほとんど唯一の妙法です。正心調息法によって心身を強壮にし、宇宙の無限力を体内に満たす。想念やイメージの力を強化して宇宙無限力を活用する。それがカタストロフィを乗りきり、地球を再生するのに必要不可欠な条件です。

なかでも、とりわけ大切なのは「大断言」を行うことです。正心調息法のいちばん最後に静息という行為があります。吸息、充息、吐息をくり返したのちに、そのままの姿勢で静かにゆっくり呼吸する行為ですが、ふだんなら自由裁量の時間ですから実践者の自由に使っていいし、自分なりの公案をつくって念じてもいい。しかしこの静息のときに次のように断言するのです。

宇宙の無限の力が凝り凝って
真の大和のみ世が生り成った

これがわたしのいう大断言です。そう断言し、地球の平和に満ちた姿を眼前に見るようにする。この大断言が地球の危機を乗りきり、真に平和な世界をつくりあげる妙法であり、強力な武器となるのです。

肝心なのは「大和のみ世が生まれますように」とか「生り成らせたまえ」という祈りや願望の言葉ではなく、「生り成った」と完了形で断言することです。祈りや願望のレベルではこの場合は弱すぎます。すでに既成のこととして強くいいきる、断定する。その場合にのみ、わたしたちは真に平和な世界、つまり大和のみ世をつくり、そこへ到達することができるのです。

その理由は前に述べたとおりです。心に断定し、強いイメージを描いた瞬間に、そのことは幽子の世界にできあがり、それを宇宙無限力がしだいに「粗い世界」へとつくりあげていき、目に見える物質の世界に現実に形成されて、思いが実現されるからです。

大断言を行えば、その人はかならずみずからの力でカタストロフィを乗りきり、地球の再生に参加できるという確信がわたしにはあります。大断言はただの念仏やお題目とは異なり、言葉（言霊）本来の力を有しています。そこに宇宙の無限力が集められ吹きこまれているからです。無限の力が凝り凝っているのです。

したがって、もし大断言を行う人の数が世界中にふえていけば――前に書いたことと矛盾するようですが――地球のカタストロフィを未然に防ぐことができるかもしれません。何千万、何億人の想念が集約され、その口から大断言の言葉が発せられれば、天変地異が起こる前に人間はあらためられ、世界規模の平和が実現できるかもしれません。それが無理でも、カタストロフィの被害を最小に食い止めることは可能かもしれない。大断言にはそれだけの力があるとわたしは信念を抱いています。

大断言は正心調息法の静息のときに行うのがいちばんよいと書きましたが、それ以外にも、いつどこで行ってもいいのです。

夜、眠りにつく前、散歩の途中、電車の中……どんな場所、どんなときでも、また正心調息法を行わずに大断言だけを念じてもかまいません。どんな方法でも、その言葉には効果があるのです。

❖大断言で「そこだけ難事が避けていく」

大断言が難を逃れる妙法であることの、ひとつの実例を示しておきましょう。小さいが非常に象徴的な例です。

北海道の根室での出来事です。一九九七年の二月、根室を含む北海道全域が豪雪に見舞われました。まる二日間、吹雪が吹き荒れて、国道はあちこちで交通止めになり、住民は一歩も外へ出られない。そんな荒天が続きました。三日目、やっと吹雪が収まって太陽が顔を出すと、人々はこんどは雪かきに汗を流さなくてはなりません。一階まで埋まってしまうような積雪量ですから、雪かきはたいへんな重労働です。

根室に住むSさんもご多分にもれず、また体のあちこちが痛くなるんだろうなと思いながら、スコップを持って玄関の戸を開けました。するとどういうわけか、自分の家のまわりと屋根の上には雪がほとんど積もっていない。周囲は向こう三軒両隣、みんな大人の背丈を越すような雪に閉ざされて、除雪作業に悪戦苦闘しています。

ところがSさんの家だけが、そこだけぽっかり穴があいたように雪がないのです。だから雪かきの労働からも免れたのです。Sさんのご主人はへんだな、風の向きのせいでうちだけが難を逃れたのかなと首をひねっていましたが、自然の気まぐれだけでそんなことは起こりません。すぐ隣の家は雪に埋まっているのですから。まったく説明のつかないことです。

しかし、その原因としてSさんに思い当たることがひとつだけありました。吹雪が吹く二日前から、彼女は大断言を念じはじめていたことです。その二、三か月前、地元の書店でわたしの本を手に入れたSさんは、ほかの著書も取り寄せて読み、正心調息法を始め、同時に大断言を唱えはじめていたというのです。

その大断言の効用がすぐさま表れたのではないか――Sさんはその不思議な体験を手紙に書きつづり、出版社経由でわたしの手もとに送ってきてくれました。わたしはそれを読んで、解釈はいろいろあるだろうが、これは象徴的な出来事だと感じました。つまり大断言が難を防ぐ防波堤となってくれることの好例なのです。

大断言が傘となって、Sさんの家だけに雪を降らせなかった。吹雪という難事を乗りきらせてくれたのです。このことは大断言が地球規模の大難事をも乗りきり、生き残る妙法であることの小さな暗示だろう。ごく小さな例ですが、吹雪とカタストロフィは相似形の難事であり、その災害から逃れるには共通して大断言が有効である、そのことの証だ――わたしはそう直感したのです。

大きなことは小さなことから類推できるものです。人間の体は宇宙の縮小版だといいました。宇宙に起きることは人体にも起こる。反対に人体に起こることは宇宙に拡大投影できるのです。

大小の違いはあっても原理は同じで、小さなことは大きなことの正確な反映です。Sさんの例は地球の大難事を乗りきる対処方法としてもそのまま当てはまる構造をもっているといえます。

わたしは宇宙無限力の一部を活用して、肉体を若返らせるなど自分の体に〝奇跡〟を起こしました。同じことを大断言によって地球規模に投影すれば、地球の大難事を乗りきることが可能なはずです。

❖言葉の力が集約されて活路をひらく

宇宙の無限の力が凝り凝って
真の大和のみ世が生り成った

この大断言は力強く、高く、深い、大きな言葉であり、大難事から逃れ世界平和へいたるための活路となる言葉です。

言葉には力があります。日本は古代より言葉の力を信じ、いろは四十八語のひとつひとつに、みないのちがあるとしてきました。「い」なら「い」と発音すると、そこに「い」のもっている力が発現する。言葉の一語一語について固有の力とはたらきがあると考えてきたのです。すなわち言霊です。

したがって、この言葉を組み立ててできた文章にも力がある。大断言はたった二行の言葉、文章ですが大きな力と生命をもっているのです。

言葉のもつ力についてはキリスト教も強調しています。前述したようにヨハネの福音書の冒頭は、「初めに言葉ありき」という有名な文句で始まっています。言葉は神であり、すべてのものは言葉からなり、言葉にはいのちがある。そういっているのです。

その言葉のもつ力、生命と実現の力を集約したフレーズ、それが大断言です。これを念ずることは、天に徳を積むことでもあります。その徳は倍返しになって、なんらかの形で本人に返ってくる。その報酬目的で念じることは、本来は了見が違うことですが、わたしはほうび目当てでもいいから大断言を念じてもらいたいと思います。

そうして、大断言を行ずる人がふえていけば言葉の力がさらに凝り凝って、気体が液体となり、さらに固体となって目の前に物質化するように大和の世が地球の上に実現できるはずだからです。世界の人口の全部が、念じ祈る必要はありません。わたしはその十分の一が大断言を行えば世界平和は実現できると考えています。

大断言でなく、普通の言葉で世界平和を祈っていたとき、わたしは自分のように祈りの言葉を唱えている人が世界に七億人くらいいるのではないかと目算したことがあります。さまざまな平和団体や宗教団体をはじめ、単に平和であれと願っている人の総数ならそれくらいはいるはずだと見当をつけたのです。

その七億分のひとりとして、わたしも四十年以上、世界平和を願ったがついにならなかった。しかし単なる祈りの言葉でなく、大断言であれば言霊の力はさらに強く、無限力の応援も受けている。だからそれより少なくても平和の実現は可能でしょう。その目安が人口の一〇%。いま世界人口は五十八億人ほどといわれていますから、五億八千万の人が断言してくれればいい計算になります。

これはむずかしい数字ではありません。七億の人が祈りから大断言に切りかえてくれれば十分届く数字なのですから。どうか読者の方もだまされたと思って、大断言を実行していただきたい。この老人の遺言だと思ってお聞き届け願いたい。それは実践者本人だけでなく地球を救う言葉だからです。

❖平凡な「百万の微力」を結集せよ

世界の十分の一が願えばかなうということは、裏返していえば、大和の世の実現に中心人物や指導者は不要だということでもあります。

世界平和というのは、ごく少数の偉人、覚者、聖人が旗を振って生まれてくるものではありません。必要なのは平凡なる人たちの力の結集です。「凡夫のみんな」が平和を志し、実行してはじめてそれは実現する。百万の力をもつひとりの牽引（けんいん）よりも、一の力をもつ百万人の支えがあって真の平和、大和の世が現実化するのです。

偉大なリーダーは不要です。いや、その人物が偉大であればあるほど、むしろその存在は有害になる。人びとはその人物の風貌（ふうぼう）に接したいと熱望し、その力の発現や奇跡を期待する、そのおこぼれに預かりたいと考える……人びとはみずから願うのでなく、他人まかせになってしまいがちです。

やがて彼からの管理や支配さえ待望するようになる。そうした他力本願では苦しいときの神頼みと同じです。事をなすことなどできません。

ヒトラー、スターリンなど、個人崇拝がよい結果を生まないことは歴史が証明していま す。それは一匹の〝狼（おおかみ）〟に率いられたファシズムと化してしまう。そうならないまでも視野のせまいセクト主義や排他主義に陥って、自分たちのルールに従わない人間は敵視し、迫害し、消滅させてしまおうとする。その結果、平和とはほど遠い地点へたどり着いてしまうことになるのです。

だから個人崇拝はいけません。個人に率いられているかぎり、その人物がいくら優秀でも、その個人の器量以上のものはつくられないのです。必要なのは万衆の思いです。その結集です。それが大事業であればあるほど、「微力をたくさん集める」ことが大切になってくる。いわば歴史を引っ張る人より、歴史を支える人、歴史をつくる人が必要なのです。

また万衆の力を集めるには、その手段や方法がやさしいものでなくてはなりません。一部のエリートや富者だけが手に入れ、理解できるようなむずかしい教理や方法では多くの力を集めることができないのです。

したがって、平和実現の方法は、だれにも理解でき、だれでも実践可能なやさしい、シンプルなものである必要がある。

正心調息法と大断言がその条件を満たしていることはくり返すまでもないでしょう。それはまさに平凡な人間がいますぐに実行でき、継続していける簡単で平凡な方法です。万人の思いと宇宙の無限の力をもっとも効率よく集める結集器です。

「極高(きょくこう)は極平(きょくへい)に寓(ぐう)し、至難は至易に出(い)ず」といいます。高遠な真理はもっとも平凡なもののなかに宿り、平易の行いが至難な事柄を達成するのです。できればいますぐ、その場で大断言を念じてもらいたいと思います。そうすることで地球を救う道を選んでもらいたいのです。

宇宙の叡知を活用し、まずあなたから始めよ

いままで平和という言葉を使ってきましたが、地球にもたらされるべきものは正確には「大和(だいわ)」です。大断言でいうこの大和と平和はどう違うのか。簡単にいえば大和とは人間、天、地の三つの平和を総合したものです。地球全体の平和をさします。

人間の世界から疾病、貧困、戦争などがとりのぞかれても、地震や噴火、洪水といった自然災害が起こるのでは天地の平和はありません。また異常気象や環境汚染が続くのでは大和は実現できません。人間世界の平和だけでなく、人間以外の生物や無生物、天地の間に含まれるものいっさいが和に満たされ、自然によるすべての災害もまったく起こらなくなったとき、はじめて真の大和のみ世が生り成るのです。

その大和の世をつくる役割をになっているのは人間です。わたしたちはいま足を着けて立っているこの地球、ほかならぬその人間の罪過によって破滅の危機に瀕(ひん)している地球に大和をもたらす義務を背負っている。その手がかりとしてまず正心調息法を実践し、大断言を行って宇宙無限力のパワーを活用する必要があります。

それを行う人の数は最初は少なくても、石を池に投げこんだように、真理の思いはかな

らずさざ波となって広く伝播(でんぱ)していくとわたしは確信しています。万人にとっての真実はすべてはじめは一部の真実から始まります。少数の人間がまず目覚め、行動することを始めれば、時間はかかるかもしれないが、やがて全体の意識や価値観も変わっていきます。一〇%の人が目覚めてくれれば世界は変わり、大和の世が実現できるはずです。わたしの使命もそこにあります。正心調息法と大断言をひとりでも多くの人に知ってもらい、実行してもらって大和の世への道筋をつけること、それがこの老翁のこの世での最後の務めだと思っています。

アフリカやモンブランでの不思議な体験を紹介しましたが、わたしはそこであるいは地球の声を聞いたのです。おまえがまず率先して実践することで「思い」を広め、大和を実現せよ――という。それは宇宙からの声でもあり、またわたし自身のいのちの声の響きであったかもしれない。

宇宙の知と力を体内に深く呼吸することで、人間のいのちを宇宙の生命原理に呼応させ、調和させる。それによってはつらつとした心身の健康を手に入れ、生命本然の方向にそって正しく生きる。調息を行い、正心を保つ。まずおまえがそう生きよ。しかるのち、それを人に知らしめよ。そういう声をわたしは聞いたのだと思っています。

パンドラの箱を開けて以来、さまざまな人間の罪がこの世に満ち、地球は瀕死寸前です。その罪や悪をふたたび箱の中に閉じこめ戻すにしては、罪過はあまりに多く積み重ねられすぎた感があります。それなら、とわたしは思うのです。人間はみずからの手で箱の底に最後に残ったもの——希望をとり出さなくてはなりません。その希望のひとつが正心調息法であり、想念や大断言の力であるとわたしは信じています。

最後にこの老人の好きな話をひとつ紹介して筆をおきましょう。はじめて、月に降り立った飛行士の回想です。

——月の大地は灰色の山脈と丘が連なっていた。地平線の向こうに黒い宇宙空間が切りこんでいた。動くものはない。風もない。だが、まるで生まれ故郷にいるような安心感があった。すぐ後ろに「神」がいそうで、宇宙服の肩越しに何度も振り返った——

後ろにも前にも、地球にいるわたしたちのまわりにも遍在しているのは宇宙の無限の叡知です。わたしたちはそれを希望として活用しなくてはなりません。

付章

正心調息法と大断言

ここでは、正心調息法の具体的なやり方を紹介します。正心調息法は正心と調息のふたつの面からなっています。正心は心の正しい使い方のことで裏の部分、調息は特殊な腹式呼吸のやり方で表の部分です。これに「大断言」を組み合わせて行います。

〈正心〉

心の正しい使い方はたくさんありますが、とくに日常におけるふだんの心がけとして次の三つの精神を保つよう努めることが大切です（本文115ページ参照）。

⑴物事をすべて前向きに考える

ふだんから心を積極的、前向きに保つ。二者択一の場合は積極性のあるほうを選択する。したがって行動も積極的になります。失敗に終わっても、けっして悔いず、次への教訓を見つけるよう努めましょう。

⑵感謝の心を忘れない

周囲のすべてに感謝する心をもつ。この心がけをもっていると、身の回りには感謝するべきことがたくさんあることに気づきます。はじめはさほどに思わないことでも、感謝の癖がつくと、「ああ、ありがたいな」と心から感謝できるようになります。

(3)愚痴をこぼさない

世の中には、自分にとってムダなことはないものです。損になることでも害になることでも、苦しまされることでも、じっくり見つめて考えると、そこからはかならず得られるもの、学ぶべきこと、ためになること、参考になることがある。人生にムダはないのです。

〈調息法〉

一種の腹式呼吸法です。わが国には昔からさまざまな呼吸法が伝えられてきましたが、それらを長年研究、実践してきた結果、それらの長所を凝縮する形で、ほぼ完全な呼吸法としてわたしが完成させた腹式呼吸法です。したがって、この調息法だけを実行しても健康の増進や痴呆症の予防など大きな効果を上げることができます。効果を上げるキーポイントは継続して行うことにあります。

(1)姿勢

①背筋をまっすぐにして座る――背筋をまっすぐに保つことで、空気が肺の底まで入るようになります。座り方は正座、椅座、趺座（あぐら）のどれでもよい。椅座のときは背

を背もたれにもたせかけない、両ひじをひじ掛けに乗せないようにします。また、あぐらのときは座ぶとんをふたつ折りにして尻の下に敷くとよいでしょう。

②ひじを直角に曲げて両手を組む——両方の手のひらで丸い玉やゴム毬（まり）を包むように組みます。これを鈴の印といいます。親指を重ね、利き手のほうを上にして四本の指をそろえます。

なお、病気や体の弱い人は仰臥（ぎょうが）の姿勢で行ってもよい。このときは両手は離して、体の両側に伸ばし、手のひらを下に向けて床面やふとんにつけるようにします。

(2)息法（呼吸法）

吸息、充息、吐息、小息、静息の順序で行います。

①吸息（息を吸いこむ）——鼻から静かに息を吸いこみます。肺の下部（肺底）まで十分に吸いこむ。普通、呼吸をするときは胸の上部に吸いこむが、これでは肺いっぱいに吸いこんだつもりでも、肺の上部は空気で満たされても下部まで十分に行き渡りません。肺は上部より下部のほうが広く、空気がたくさん入るようになっていますから、下部まで吸いこむことでより多く、より効率的に酸素を摂取することができます。

②充息（息を止めて下腹部に力を入れる）——十分吸いこんだ息を、横隔膜をグーッと下

正心調息法の姿勢

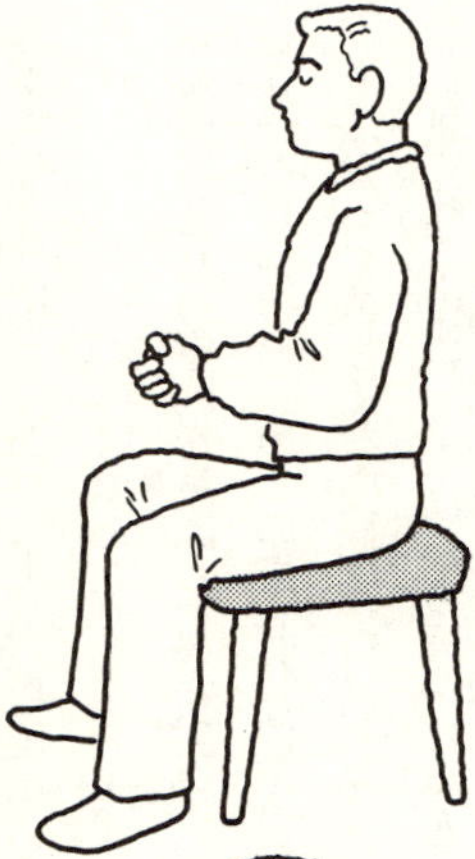

●背筋をまっすぐにして座り、背をもたれたりひじ掛けにひじを乗せない。

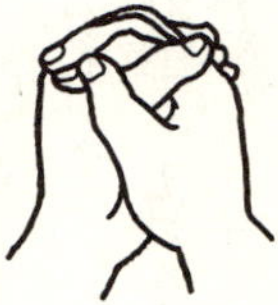

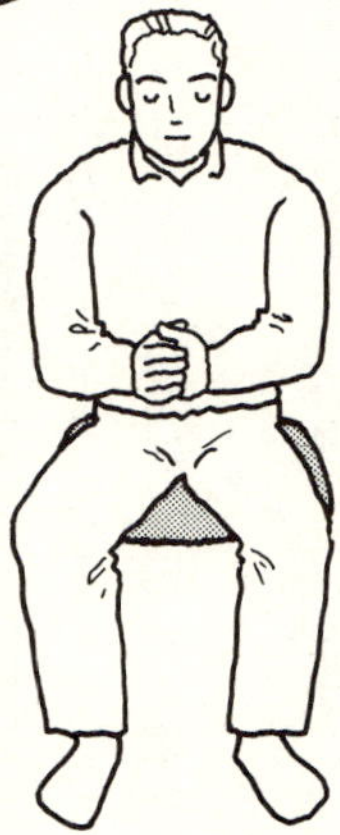

●鈴の印＝両手の手のひらで丸い玉やゴム毬を包むように組む。

げながら下腹部（丹田）まで押し下げ、丹田に力をこめたまま息を止めます。普通、臍下丹田というとヘソの裏側の腹壁あたりをさしますが、この調息法では、もっと内側の背中と腹のまん中あたりの空間を意識して空気を押し下げ、力をこめるようにします。またこのとき、肛門をぎゅっとしめるのを忘れないように。息を止める時間は数秒ないしは十秒くらい、人によって苦しくない程度で行います。

③吐息（息を吐き出す）――鼻から静かに息を吐き出します。腹の力を抜いて凹ませ、十分に息を吐ききる。

④小息（普通の息）――普通の呼吸を一回だけ行います。

以上、①〜④までを一サイクルとして、これを二十五回くり返します。老人や病人などで一度に二十五回行うのが困難な人は、何回かに分けて時間をおいて行い、合計で二十五回になるようにしてもかまいません。

⑤静息（静かに普通の呼吸をする）――二十五回呼吸し終わったら、丹田に軽く力をこめたまま静かに、ゆっくり十回普通の呼吸をします。この時間は自分の自由裁量の時間ですから、そのまま座っていてもいいし、病気の人はその病気が治ったと念じてもいい。また自分なりの公案をつくって――「短気が治った」「宇宙と一体になった」など――それを

念じてもいい。とくに想念を発することなく、いわゆる無念無想の境地をめざしてもいい。とくにこのとき、第5章でも述べたように、わたしは大断言を念じることをおすすめする。そのやり方は後の〈大断言〉の項を参照してください。

こうして調息法をくり返していると、心がすっかり落ち着いて、心身に気力が充実し、精神が透徹したようになります。深沈と安定した気分が手に入り、いわゆる肝っ玉が座って何事にも冷静に、平常心で対処できるようになります。

(3)想念（心の力を使う）

①吸息の間、宇宙の無限の力が丹田に収められた、そして全身に満ち渡ったと念じます。

②充息の間、全身がまったく健康になった、病気のある人はその病気が治ったと念じます。

③吐息の間、体内の老廃物がことごとく吐き出された、全身はきれいになった、芯から若返ったと念じます（若い人は若返ったという想念は不要）。

以上、①〜③を五回くり返します。病気が複数ある人は、それぞれの病気について何回かずつ治ったと念じ、その合計が二十五回になるようにします。病気が五つあれば、ひとつにつき五回ずつ念じればいいことになります。また病気のない人は「全身がまったく健康になった」と二十五回くり返します。

(4)内観（心の眼で見る）

想念を心眼で見るようにします。たとえばひざの関節炎が治ったと念じるときは、ひざがすっかり治って、さっそうと道を歩いている姿をイメージする。不眠症の人なら、ふとんの中でぐっすり熟睡している自分の姿をイメージするようにします。

〈大断言〉

第5章でも紹介したとおり、正心調息法の静息のときに、大断言を念じます。

宇宙の無限の力が凝り凝って
真の大和のみ世が生り成った

このときに、世界が平和に満ちているさまを思い浮かべながら、呼吸数には関係なく十回強く念じるようにします。

なお、正心調息法についてのご質問は、左記にお問い合わせください。実習会なども随時行っております。

真和界（しんわかい）
TEL　〇八〇 - 六七二九 - 七七七二
Eメール　shinwakai.sth@gmail.com

あとがきにかえて

わたしは本書で、正心調息法を行うことによって、健康、長寿から運命にいたるまで人生を自在に生きられるということを、みずからの九十六年の経験をまじえながら述べてきました。しかし、個人の人生をよくするということは副産物であって、正心調息法と大断言はより大きな目的のために行うべきだということは、賢明な読者のみなさんなら、もうおわかりいただけたと思います。

いままでの時代は、「個」の時代でした。つまり、個人の幸せというものをみんなが求めてきた時代であった。いままではそれでよかったのです。しかし、これからは「全体」を考えなくてはいけない時代になってきたといえる。自分が世界の中でどんな役割を果たさなくてはならないか。それをまず考えなければいけません。世界の幸せのほうが先にあるべきなのです。

人間の体も、心臓は心臓の役割を果たし、爪（つめ）は爪の役割を、皮膚は皮膚の役割を果たしているからこそ、健全に機能している。腸の中にいる悪玉菌さえもきちんと役割を果たしているのです。もしこれらが自分勝手なことをやりはじめたら、どうなるか。あっという間に瀕死（ひんし）の状態になってしまうでしょう。

ところが、いまの世界を見ていると、同じことをわたしたちは地球の上でやっている。みんなが自分自身のことしか考えず、エゴの思うがままに生きているからです。人間の体は地球のミニチュアです。人間の投影が世界だといってもよい。だからまず、世界全体のことを考えること、それが幸せに生きるための道です。正心調息法と大断言はその大きな手段なのです。

いま、地球は大きな危機に瀕しています。それを物語るように、二十一世紀のはじめごろに、地球が大動乱に見舞われるという予言が、近年になっていっそう広くいわれるようになってきました。本文でも述べたように、わたしがこの予言を聞いたのは、いまから五十年も前の話ですが、最近になって、このことに関連して、身の回りで不思議なことが起こりました。

五十年以上も前、わたしは大峯さんからお守りをもらっています。大峯さんと話をしているときに、目の前にポンと突然現れたのです。わたしは一朱銀、すなわち江戸時代の通貨を、妻は真珠をもらった。そのときにいわれたのが、「お守りになるから身につけていろ」とのこと。わたしは紐のついた小袋に入れて風呂に入るとき以外は肌身離さず持っていたのですが、間もなく、なくなってしまったのです。

ところが平成八年（一九九六年）になって、そのお守りが突然五十一年の時間を超えてわたしのもとに現れたのです。五月二十日のことでした。机の引き出しを開けると、そのお守りが入っていたのです。しかも、五十一年前になくしたときと同じ袋に入っており、紐も当時のままについている。そこで、わたしは古く汚くなった袋を新しい袋に替え、紐も新しいものをつけて、古い紐は屑かごに捨てておきました。わたしの住んでいるのはマンションなので、翌日にはゴミ集めのトラックに移されて、焼却場に運ばれたはずです。ところが、六月五日になって机の前にきてひょっと足もとを見ると、捨てたはずの紐がきれいにたたまれて落ちている。わたしは思わず「お前、戻ってきてくれたのか」といって拾い、「もう離さないからな」と新しい紐に絡ませて首にかけてあります。

さらにそのあと六月九日になって、妻がなくしていた真珠も同じくわたしの机の引き出しから現れたのです。妻はその真珠をいただいたとき鎖のついたロケットに入れて、家にある祠にしまってあった。ところが九年前からロケットごとなくなっていたのです。それが、わたしの机の引き出しの中、私のお守りが入っていた小箱の上に現れたのです。

この事件でわたしがはっきりと悟ったのは、地球の大動乱はかならずくる、ということです。しっかりとお守りを身につけて、ふりかかる災難を払いのけ、与えられた天命を果たせというメッセージだと受け取ったのです。そのためには、正心調息法と大断言が不可欠です。第5章で紹介した北海道の根室のSさんの話を知り、わたしはこのことをあらためて思い知りました。大吹雪の中でも、一軒だけ雪が降らなかったというSさんのエピソードは、正心調息法を行じ、大断言を念ずれば、どんな大動乱が起ころうともそれをきり抜けられることを物語っています。

ここでわたしが声を大にして申し上げたいのは、正心調息法を行い、大断言を強く念じ、これからくる大動乱に備えよ、ということです。そうすれば、どんなことでもラクラクと乗り越えることができ、さらにそのあとに真の大和(だいわ)のみ世をつくることができるのです。本書をお読みになったみなさん、どうかお願いします。

平成十年六月三日

塩谷信男

単行本　一九九八年七月　サンマーク出版刊
肩書き・データは刊行当時のものです。

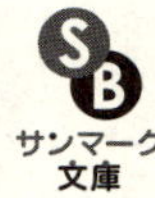

自在力

2004年 4 月 30 日　初版発行
2024年 3 月 20 日　第11刷発行

著者　塩谷信男
発行人　黒川精一
発行所　株式会社サンマーク出版
東京都新宿区北新宿 2-21-1
電話 03-5348-7800

フォーマットデザイン　重原 隆
印刷・製本　図書印刷株式会社

落丁・乱丁本はお取り替えいたします。
定価はカバーに表示してあります。

ISBN978-4-7631-8187-9　C0130

ホームページ　http://www.sunmark.co.jp